DU TRAITEMENT

DU

PÉDICULE DES TUMEURS INTRA-ABDOMINALES

APRÉS LA GASTROTOMIE

PAR

Paul RAOULT,

Docteur en médecine de la Faculté de

PARIS

A. PARENT, IMPRIMEUR DE LA FACULTÉ DE MÉDECINE

29 31, RUE MONSIEUR-LE-PRINCE, 29-31

—

1880

DU TRAITEMENT

DU

PÉDICULE DES TUMEURS INTRA-ABDOMINALES

APRÈS LA GASTROTOMIE

PAR

Paul RAOULT,

Docteur en médecine de la Faculté de Paris.

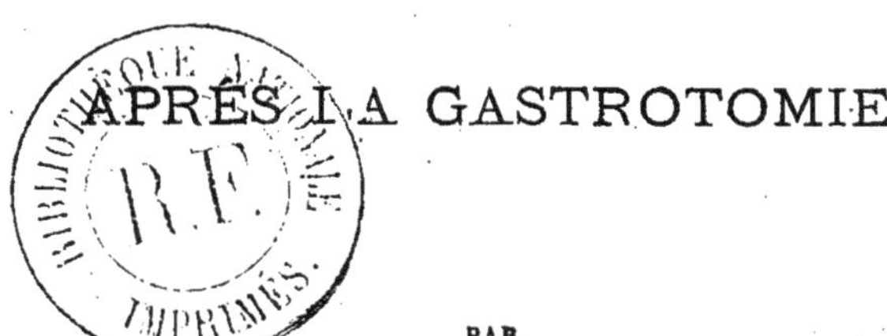
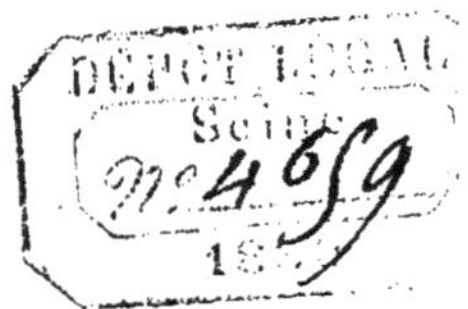

PARIS

A. PARENT, IMPRIMEUR DE LA FACULTÉ DE MÉDECINE

29 31, RUE MONSIEUR-LE-PRINCE, 29-31

1880

DU TRAITEMENT

DU

PÉDICULE DES TUMEURS INTRA-ABDOMINALES

APRÈS LA

GASTROTOMIE

INTRODUCTION.

Pendant les dernières années de nos études médicales, nous avons assisté à un grand nombre de gastrotomies pratiquées par M. Péan pour l'ablation de diverses tumeurs intra-abdominales.

Nous avons pu voir de près et nous rendre compte des difficultés qui, à chaque instant, viennent compliquer cette opération ; difficultés d'autant plus grandes que la plupart du temps il est impossible de les diagnostiquer à l'avance, et que l'opérateur, ainsi aux prises avec l'imprévu, doit parer à toute éventualité par son sang-froid, son expérience et son habileté consommée.

C'est grâce, en effet, à la réunion de ces qualités : habileté, sang-froid, dextérité, et une sage hardiesse, que la gastrotomie a conquis la première place dans la chirurgie.

Nous n'avons pas à retracer ici l'opposition violente que lui fit à son début le monde médical. — Qu'il nous suffise de dire que, malgré des luttes incessantes, des chirurgiens ayant foi dans l'avenir, et confiants dans leur valeur, l'ont rendue le point de mire de la chirurgie contemporaine.

Cette opération, plus qu'aucune autre, a dit S. Wells, demande un chirurgien expérimenté. C'est, en effet, l'expérience et l'observation qui ont permis le perfectionnement et assuré le succès.

Il suffit d'avoir assisté à un certain nombre de gastrotomies, pour savoir que souvent la difficulté commence alors même que l'opération touche à sa fin.

Nous voulons parler de la conduite du chirurgien en présence du pédicule, quand la tumeur, énucléée, est sur le point d'être excisée.

Les méthodes sont nombreuses et variées : beaucoup d'opérateurs ont combiné, associé les manières de faire de leurs devanciers, montrant par là l'importance de ce temps d'une opération déjà si féconde en difficultés de toutes sortes.

Le traitement du pédicule des tumeurs intra-abdominales après la gastrotomie nous a particulièrement intéressé, et nous avons résolu d'en faire le sujet de cette thèse·

Que mon cher maître, le Dr Péan, veuille bieu agréer ici l'expression de ma reconnaissance et de mon profond attachement.

Je suis heureux de lui offrir l'hommage de ce travail, inspiré par ses savantes leçons et son habile pratique.

Que mes premiers maîtres, les Drs Panas, Siredey et

Woillez, veuillent bien accepter le témoignage de mes meil-
leurs souvenirs.

Je dois remercier aussi mon bon ami, M. Aubeau, qui,
par sa connaissance des langues étrangères, m'a été d'un
si grand secours.

Nous dirons, dans ce premier chapitre, ce que l'on en-
tend par pédicule en général, et nous y diviserons les
tumeurs en deux catégories : tumeurs pédiculées et tumeurs non pédiculées ou sessiles. — Nous passerons en
revue les complications résultant des adhérences.

Dans le deuxième chapitre, nous ferons l'historique du
traitement du pédicule, et nous y décrirons quelques procédés particuliers.

Dans le troisième chapitre, nous exposerons, § 1ᵉʳ, la
valeur critique de chaque procédé, et dans un second para-
graphe nous décrirons les instruments employés dans
chaque méthode.

Le quatrième chapitre sera consacré au traitement dit
par pédicule perdu. Nous y décrirons les différentes ligatures et les fils employés. Puis, nous exposerons nos cov
clusions.

Dans le cinquième chapitre, nous publierons les pièces
justificatives.

CHAPITRE PREMIER.

DÉFINITION ET DIVISION DU SUJET.

En pathologie on appelle pédicule la partie rétrécie qui supporte une tumeur et la relie à l'organe qui lui a donné naissance.

Le pédicule, dans le kyste de l'ovaire, est formé par un repli péritonéal renfermant les vaisseaux et les nerfs ovariques. Le plus souvent la trompe allongée en fait partie. Il comprend aussi des vaisseaux lymphatiques souvent variqueux. Il est situé ordinairement au bas et sur la partie correspondante de la tumeur ; cependant, on le trouve quelquefois en arrière ou en avant de la tumeur ovarique ; de là le danger qu'il y a parfois à ponctionner un kyste. — Le troquart peut traverser un vaisseau, et donner lieu à une hémorrhagie mortelle.

Le pédicule peut être plus ou moins long, plus ou moins gros.

Le pédicule des kystes de l'ovaire présente le plus ordinairement une largeur d'implantation de 4 à 8 centimètres et une longueur variant entre 1 et 10 centimètres.

Son volume égale un ou deux doigts, rarement plus. Le développement des vaisseaux est en rapport direct avec celui de la tumeur.

Le pédicule dans certains cas a été trouvé tordu d'une demi-circonférence à deux circonférences et demies. Cette torsion du pédicule sur lui-même peut être expliquée par les mouvements des malades pendant le décubitus horizontal, alors que la tumeur est encore petite et mobile.

Divers symptômes accompagnent ou plutôt sont le résultat de cette torsion. Au moment même les malades ressentent une douleur plus ou moins vive dans les reins et dans la cuisse du côté correspondant à l'ovaire malade. Souvent la tumeur se déplace. Il peut y avoir des crampes utérines dépendant de la torsion de la trompe et des symptômes de péritonite, d'hémorrhagie interne. — Ces accidents peuvent n'être que passagers ou revenir par intervalles, et, dans tous les cas, produisent comme conséquences un état variqueux des vaisseaux sanguins et lymphatiques par gêne circulatoire.

La torsion du pédicule signalée la première fois par Rokitanski, s'accompagne toujours d'étranglement des vaisseaux du ligament large, de congestion du kyste, et prédispose par là même aux hémorrhagies internes.

La torsion du pédicule peut aller jusqu'à sa rupture, ce qui n'empêchera pas l'accroissement de la tumeur par les adhérences vasculaires qu'elle aura préalablement contractées avec les organes voisins.

Dans les cas de torsion le pédicule est ordinairement très-long. — On peut jusqu'à un certain point diagnostiquer un pédicule court d'un pédicule long dans les kystes de l'ovaire. Un pédicule long rendra, d'une part, la tumeur kystique plus libre, plus mobile, plus facile à déplacer s'il n'y a pas d'adhérences avec le péritoine pariétal, et, d'autre part, la tumeur n'exerçant aucune pression sur l'utérus, permettra à celui-ci de conserver sa direction et ses rapports normaux, ce dont il sera facile de se rendre compte par le toucher vaginal.

On peut dire de ces tumeurs qu'elles sont pédiculées, par opposition à celles qui vont suivre, et que nous appellerons tumeurs sessiles.

Certaines tumeurs, en effet, ne présentent pas à proprement parler de pédicule : tels sont les kystes du ligament large, les tumeurs du mésentère, qui sont pour ainsi dire enclavées dans un dédoublement des feuillets du péritoine. Ce sont les feuillets du ligament large et le mésentère lui-même qui forment les parois véritables de ces sortes de tumeurs.

Les kystes du ligament large, appelés aussi kystes paraovariques par M. Kœberlé, ne sont pas toujours uniloculaires comme on l'a dit.

Développés dans l'épaisseur même du ligament large dédoublé, ils ont pour enveloppe un sac fibreux très mince doublé du péritoine, sillonné le plus souvent de vaisseaux fins et nombreux.

Ils n'ont pas de pédicule distinct, et par conséquent l'utérus est ordinairement peu mobile. Disons en passant qu'il ne faut pas accorder plus de valeur qu'il n'en mérite à un signe donné autrefois comme pathognomonique des kystes du ligament large ; nous voulons parler du liquide limpide, clair comme de l'eau de roche que contiendraient les kystes paraovariques. Nous avons vu souvent ces kystes donner des liquides diversement colorés, comme dans les kystes ovariques.

Les tumeurs du mésentère n'ont pas de pédicule. Les parois sont formées par une partie du mésentère dédoublé.

L'extirpation de ces dernières tumeurs par la gastrotomie est l'objet d'un manuel opératoire que nous décrirons à part.

Nous devons dire aussi quelques mots sur le mode d'implantation des tumeurs kystiques, des tumeurs solides ou demi-solides de l'utérus.

Nous n'avons pas à nous occuper ici du mode de formation, et du classement des diverses tumeurs qui peuvent affecter la matrice. Les travaux de Péan et Urdy, de Pozzi ; les thèses remarquables de Letouzey et de Lebec seront consultés avec fruit par ceux qu'intéresseraient ces questions.

Disons tout de suite que dans les tumeurs utérines, la structure du pédicule, quand il existe, est bien plus compliquée que dans celles de l'ovaire. Le pédicule est alors constitué par des artères des veines, des lymphatiques, un réseau nerveux très riche, des fibres musculaires souvent très abondantes et une gaine séreuse.

Les rapports, les connexions de ces tumeurs avec les culs-de-sac du vagin, avec la vessie, les uretères, etc., créent à l'opérateur un surcroit de difficultés impossibles à prévoir d'avance. Comme pour les tumeurs ovariques, le pédicule peut être plus ou moins long, plus ou moins volumineux. S'il est mince, rien de plus simple ; son traitement rentre dans le manuel opératoire commun.

Mais il peut être volumineux, largement implanté sur une partie de l'utérus, il peut même faire défaut (c'est le cas le plus fréquent); alors on pratique, comme le conseillent S. Wells, Péan et Kœberlé, l'hystérectomie, en modifiant, comme nous le verrons, le manuel opératoire.

L'on pourrait donner le nom d'adhérences d'origine à ce mode d'implantation des tumeurs, et nous appellerions secondaires les adhérences aux organes intra-abdominaux.

Souvent (l'on peut dire 9 fois sur 10) les tumeurs intra-abdominales, aussi bien les tumeurs liquides que celles qui sont solides, contractent avec les divers organes contenus dans la cavité péritonéale, et même le péritoine

pariétal, des adhérences parfois très étendues, très nombreuses ; adhérences plus ou moins vasculaires venant
s'implanter sur le pédicule, sur le corps de la tumeur, et
partant tantôt de l'épiploon, de l'intestin, de la vessie, du
foie, du diaphragme, etc.

Par sa vascularité exceptionnellement riche, sa mobilité
et sa friabilité, l'épiploon est de tous ces organes celui qui
adhère le plus souvent. On voit les adhérences vasculaires
s'organiser au pourtour d'une partie enflammée de la tumeur, soit par le frottement répété, soit à la suite d'une
ponction où d'une poussée de péritonite.

Tous ces tractus, ces prolongements, toutes ces brides
vasculaires forment sur les parois de la tumeur des sortes
de pédicules que l'on pourrait appeler secondaires, des ra-
cines adventives qu'il importe de bien reconnaître, et qui
compliquent singulièrement l'opération.

Les adhérences pariétales se rencontrent plus particulièrement au pourtour de l'ombilic, qui n'est plus mobile
sur la tumeur.

Les adhérences à l'épiploon sont très difficiles à reconnaître ; mais il est bon de savoir que parfois, souvent
même, surtout si les parois de la tumeur ont été enflammées,
l'on est exposé à trouver de véritables paquets épiploïques
adhérents, accolés aux pourtours de la tumeur.

Les adhérences au foie, au diaphragme, à l'estomac, aux
fausses côtes, sont plus importantes au point de vue de la
gravité de l'opération, car, outre qu'elles compliquent fâ-
cheusement la durée et les difficultés de celle-ci, elles exposent davantage aux hémorrhagies immédiates où consécutives.

Excepté les premières, que l'on peut reconnaître après la
ponction de la tumeur dont les parois restent adhérentes

et fixées au diaphragme et au foie, il est difficile de diagnostiquer les adhérences à l'intestin et au mésentère, à cause de l'extrême mobilité de ces organes.

Les adhérences avec les organes du bassin peuvent être soupçonnées lorsque l'utérus est refoulé par la tumeur, qu'il est immobile dans l'excavation pelvienne, qu'il existe des troubles fonctionnels du côté du rectum et de la vessie.

Enfin, il est des cas où la presque totalité de la surface du kyste adhère plus ou moins intimement au péritoine pariétal, à tel point que parfois le péritoine, pris pour la poche kystique, a été décollé sur une étendue plus ou moins longue. Quelquefois à la suite d'une péritonite généralisée, le péritoine pariétal épaissi, doublé d'exsudats fibrineux, fait corps avec la surface de la tumeur, et alors c'est par morceaux, par larges écailles, par copeaux que l'on est obligé d'énucléer la tumeur.

Nous l'avons dit, les adhérences sont toujours une complication fâcheuse : elles prolongent l'opération, la rendent plus laborieuse, et exposent à des pertes de sang, des malades pour la plupart épuisées à l'avance. Nous ne voulons pas dire que les adhérences aux tumeurs ovariques ou autres imposent fatalement un pronostic fâcheux. Nous avons vu au contraire nombre de cas, qu'on aurait pu dire désespérés par le nombre et la généralité des adhérences, se terminer par une guérison aussi rapide que surprenante.

Le péritoine harcelé depuis un temps plus ou moins long par des tiraillements, des frottements, en butte à une inflammation pour ainsi dire latente, serait-il dans ce cas plus tolérant, mieux préparé, mieux disposé à subir sans réaction funeste les délabrements auxquels il sera soumis ?

On pourrait le croire, quand à côté de ces cas compliqués, on voit des kystes simples sans adhérences, avec un péritoine intact, avoir une issue fatale, alors même que l'opération n'avait duré qu'un quart d'heure ou vingt minutes.

Les adhérences seront donc une des principales préoccupations de l'opérateur. Plusieurs fois elles ont pu effrayer à tel point que l'opération ne fut pas achevée. Mais avec les moyens hémostatiques dont on dispose aujourd'hui, sachant d'ailleurs qu'il peut impunément abandonner des fils dans la cavité du péritoine, le chirurgien jugera que les adhérences, même étendues et fortement vasculaires, ne sont pas une cause absolue d'insuccès.

Passons rapidement en revue la marche à suivre quand on a en présence des adhérences pariétales ou viscérales.

Nous n'avons en vue pour le moment que ces adhérences que nous avons appelées secondaires, nous réservant de parler plus longuement des adhérences d'origine ou d'implantation qui, la plupart du temps, donnent lieu à un mode opératoire tout particulier, puisqu'elles forment le pédicule.

Les adhérences pariétales doivent être divisées avec précaution. Il est préférable de procéder par arrachement avec le doigt ou une spatule à bords mousses. Si elles saignent (et c'est le cas le plus fréquent dans les tumeurs solides), on peut les lier avec un fil de soie ou de catgut, ou placer dessus pendant quelques minutes des pinces hémostatiques. Les ligatures peuvent être sans inconvénient abandonnées dans le ventre. Sur un vaisseau un peu volumineux on peut appliquer deux pinces hémostatiques et le sectionner dans l'espace compris entre elles, mais toujours le plus près possible de la tumeur. Ces moyens sont bien préférables à la cautérisation au fer rouge, ou à la coagu-

lation obtenue par l'alcool pur ou le perchlorure de fer. Ils
répondent bien mieux à la nécessité d'empêcher le sang de
tomber dans la cavité péritonéale. Le cautère actuel ne
devra être employé que dans le cas d'une hémorrhagie en
nappe. Pour un vaisseau profondément situé, on pourra
se servir avec avantage de la pince-ligature du docteur
Cintrat. (Péan et Urdy, p. 204.)

On agira de même pour les adhérences viscérales. S'il
s'agit d'une adhérence intime ne pouvant être immédiatement séparée sans danger, on peut découper une portion
de la paroi de la tumeur qu'on laisse en rapport avec le
viscère, et qu'on maintient provisoirement à l'aide d'une
pince ou d'un fil, et qu'on liera et excisera plus tard.

Il ne faut pas oublier que les vaisseaux contenus dans
les adhérences viscérales exposent plus que d'autres aux
hémorrhagies, leur veines étant dépourvues de valvules.

Les adhérences au foie, à la rate demandent un surcroît
de précaution, parce qu'une traction imprudente peut
amener une déchirure de ces viscères.

Les adhérences aux organes pelviens doivent aussi être
traitées avec ménagement, et c'est surtout dans ce cas que
les ligatures perdues faites au moyen du ligateur Cintrat
peuvent rendre d'immenses services.

On peut poser en principe général que toujours les adhérences doivent être attaquées du côté de la tumeur.
L'hémorrhagie est ainsi moins abondante et s'arrête plus
facilement. Lorsque la tumeur est très adhérente avec les
parties voisines, il faut entamer les adhérences perpendiculairement à la surface de la tumeur et les décoller ensuite
en prenant à même les lames fibreuses qui la recouvrent.

L'épiploon est de tous les viscères celui que l'on rencon-
tre le plus souvent adhérent aux tumeurs intra-abdomi-

nales. Dans ce cas il est toujours préférable de faire une ligature en masse et de couper au-dessous, tout en évitant de prendre une trop grande épaisseur à la fois. Pour des adhérences volumineuses, on a fait une ligature et fixé le moignon à côté du pédicule dans la plaie abdominale. (Péan. Leçons de clinique chirurgicale, obs. 197 et 206.)

Les ligatures jetées sur les vaisseaux des adhérences se détachent du cinquième au vingtième jour, quelquefois plus tard lorsqu'elles sont incomplètement serrées ou qu'elles comprennent des tissus fibreux ou aponévrotiques. (Kæberlé. De l'ovariotomie, 1868.)

La ligature perdue est certainement le meilleur moyen de traitement des adhérences de l'épiploon. En effet, les pinces hémostatiques viennent rarement à bout d'une hémorrhagie épiploïque, soit à cause de la grande friabilité de cet organe, soit à cause du peu d'épaisseur des parois vasculaires. Alors il faut un temps trop long pour la formation d'un caillot obturateur. La cautérisation avec le clamp a pu être pratiquée avec succès, mais ne présente certainement pas les mêmes avantages qu'une ligature perdue. Celle-ci peut être faite avec un fil d'argent ou de fer, ou mieux avec un fil de soie de Chine ou de catgut.

CHAPITRE II.

HISTORIQUE.

Notre intention n'est pas d'écrire l'histoire de la gastrotomie ; notre but est de jeter rapidement un coup d'œil d'ensemble sur les différentes méthodes employées à diverses époques par les chirurgiens pour le traitement du pédicule des tumeurs intra-abdominales.

Nous comprendrons dans ce tableau rétrospectif toutes les tumeurs indistinctement, qu'elles viennent de l'utérus ou de ses annexes ; nous y avons même ajoute les divers cas de splénotomie que nous avons trouvés dans la thèse remarquable de notre excellent ami le Dr Barrault. (Thèse de Paris, 1876.)

L'historique des transformations subies par le pédicule et les fils constricteurs a été fait par Knowsley, Thornton et Alban Doran, dans le Bristish med. Journal, 1878 (the silk ligature of the pedicle).

Nous emprunterons donc beaucoup à ce travail, mais nous avons cru devoir ajouter les relations de quelques cas d'ovariotomie prises à d'autres sources et qui ont paru de quelque intérêt.

Dès 1808, d'Escher décrivant le manuel opératoire de l'ovariotomie donne le conseil de ramener les fils de la ligature du pédicule dans l'angle inférieur de la plaie (D'Escher, Considérations médico-chirurgicales sur l'hydropisie des ovaires. Thèse de Montpellier, 1808).

Dans ses notes sur l'ovariotomie, mémoires lus à la Société obstétricale de Dublin, 1er juin 1844 (Dublin med.

Journal, 1844, tome XXV, p. 373-397), Churchill rapporte les faits suivants :

1809. Mac Dorval (de Kentucky) pratique une série d'ovariotomies dans lesquelles il laisse toujours le fil de la ligature au dehors.

Dans le premier cas la malade guérit.

Dans le second cas (1816) la ligature ne tomba que la cinquième semaine.

Une autre fois la ligature céda et il survint une hémorrhagie mortelle. (Lizar's observations on the extraction of diseased ovaria, pages 4 et 5.)

La huitième ovariotomie fut pratiquée par le Dr Smith, (de Connecticut) sur une femme de 33 ans, le 5 juin 1821.

L'incision abdominale avait 3 pouces de long ; le liquide ayant été évacué, le sac fut séparé de ses adhérences péritonéales et attiré au dehors. Une ligature fut appliquée et le sac excisé. L'opérateur lia deux artères de l'épiploon avec un fil de cuir de chevreau. Il tordit trois artères du pédicule, et abandonna le moignon dans la cavité péritonéale. Guérison rapide.

1825. (Dixième ovariotomie.) Lizar, d'Edimbourg, opère Janet (J.), 36 ans, nonmariée. Il n'y avait pas d'adhérences. La tumeur fut enlevée facilement après qu'on en eut fait la ligature. Les fils furent ramenés dans l'angle inférieur de la plaie ; survint une petite hémorrhagie. La guérison ne tarda pas.

1825. Il opère de la même façon Isabelle C.., 25 ans.

La tumeur était adhérente. Il l'isole et en fait l'ablation. Elle pesait 7 livres. La malade mourut en deux ou trois jours d'une gangrène du péritoine.

Dans deux cas suivis de mort, le même opérateur laissa de même les fils pendre à travers la plaie.

1826. Le Dr A.-G. Smith, de Danville, Kentucky (treizième ovariotomie), opère une négresse mère de plusieurs enfants.

L'incision s'étendait de l'ombilic à un pouce du pubis. Evacuation du liquide. Traction du sac au dehors. Ligature de son pédicule, ablation, fils ramenés dans l'angle inférieur de la plaie. (North. Amer. med. Journ , janvier 1826.)

1829. David Rodgers, de New-York (quinzième ovariotomie), après avoir ponctionné, fait une incision de 2 pouces entre l'ombilic et le pubis, et ayant soigneusement séparé les adhérences de la tumeur avec le péritoine, il attire le sac au dehors, fait une ligature, et enlève la tumeur. Le pédicule fut réduit dans l'abdomen. Guérison. (Amer. med. Journ., vol. V, page 549.)

Le Dr Chrysmer (dix-neuvième cas de Churchill) pratique trois ovariotomies dont deux suivies de morts par péritonite. Dans le troisième cas, il applique une double ligature sur le pédicule. Guérison.

Dans les trois cas, les fils furent ramenés dans l'angle inférieur de la plaie (Archives gén. de méd., page 94.)

1833. Ablation d'une tumeur de l'ovaire par M. Jeaffreson, (The Transaction of the provincial medical, and surgical Association. vol. V, London, 1837.)

Il s'agit d'un kyste multiloculaire de l'ovaire. Le pédicule présentait des vaisseaux volumineux. On y jeta une ligature en masse, et on coupa les fils au ras. La malade guérit.

1835. Bellinger sectionne au ras les ligatures du pédicule d'un kyste ovarique. Guérison.

1836. Le Dr King, de Saxmundham, opère Hannah Cavell, 37 ans.

Courte incision, kyste simple à base solide. Ponction.

Traction du sac au dehors. Excision au-dessus d'une ligature ; fils ramenés à l'extérieur. Guérison. (Lancet, 21 janvier 1837, page 586.)

1836. M. West, de Tonbridge, opère Mme Harrison. Incision de 2 pouces. Ponction. Evacuation de 20 pintes de liquide. Traction du sac au dehors. Excision au-dessus du pédicule laissé dans la plaie. Guérison. (Lancet, 25 novembre 1837, page 307.)

1840. Philipps applique une ligature en masse sur un pédicule qu'il plonge dans l'abdomen. Hémorrhagie par suite du relâchement de la ligature. Mort le quatrième jour. (Medical Gazette, vol. 1, 1840.)

1841. Le Dr Stilling, de Cassel, pratique l'extirpation d'un ovaire du côté droit. (Holscher'Shannoversche annalen, heft 3, 1841.)

Dans cette observation il s'agit d'une femme non mariée, de 22 ans, chez laquelle une tumeur s'était développée dans le côté droit de l'abdomen en l'espace de trois ans et demi. Le 30 avril 1841, incision des parois abdominales sur la ligne blanche. Ponction de la tumeur. Ecoulement d'un liquide épais, gélatineux, de couleur jaune. Plusieurs ponctions furent nécessaires, le kyste étant multiloculaire. La tumeur avait le volume d'une tête d'adulte et était formée par l'ovaire droit et reliée à l'utérus par le ligament large et un faisceau vasculaire de l'épaisseur du doigt. On plaça sur le pédicule à l'aide d'une aiguille une ligature double et forte avec un fil de soie coupé au ras. Le pédicule fut fixé dans l'angle inférieur de la plaie. La tumeur fut enlevée sans perte de sang. Quatre sutures furent appliquées sur les parois. Contention de l'abdomen par un bandage.

Symptômes de péritonite au bout de 24 heures. Mort le quatrième jour.

Autopsie. Ecoulement d'une quantité de sang considérable par la plaie en transportant le corps à la salle d'autopsie. Petite quantité de sang coagulé dans la région iliaque droite, provenant du pédicule dont la surface de section était elle-même couverte de sang coagulé. La ligature avait été insuffisante pour prévenir l'hémorrhagie. Signes de péritonite partielle.

1842. M. Walm opère Mme F..., âgée de 58 ans, 5 enfants. Longue incision, pas d'adhérences. Ligature avec deux anses de fil. Il lie séparément une grosse artère à la surface de coupe du pédicule. Puis, sous l'influence de vomissements, le pédicule donne du sang. Il lie le pédicule en masse et l'hémorrhagie cesse. Il ferme alors l'abdomen. Guérison. (Medical Gazette).

1843. Walm opère Mme R..., 57 ans.

Après avoir appliqué une double ligature autour de la tumeur, hémorrhagie par le pédicule qui est très court; seconde ligature plus bas. Guérison.

La même année, Walm opéra encore Mlle A. K..., 20 ans. Le ligament large constituait le pédicule de la tumeur. On y fit une ligature, et on sectionna. Guérison.

Dans ces deux cas, pas d'adhérences. Le pédicule avait été laissé entre les lèvres de la plaie. (Medical Gazette.)

1843. M. Southam opère Mme H..., Longue incision. Il s'agissait d'un cysto-sarcome de l'ovaire, mobile. Ligature du pédicule, fils ramenés au dehors. Ablation, guérison. (Medical Gazette).

1843. Le Dr F. Bird, de Londres, enlève une tumeur de l'ovaire. Ponction du sac et incision après ligature. Guéson. (Medical Gazette, 18 août 1843.)

Juin 1843. Le Dr Atlee, de Lancaster, opère une malade chez laquelle trois ponctions avaient été pratiquées pour de l'ascite. Alors seulement on découvrit deux tumeurs des ovaires avec adhérences. Les pédicules furent liés et laissés dans la plaie. Les deux ovaires furent enlevés. Guérison. (New-York Journal, 1844.)

29 juin 1843. M. Key opère une femme non mariée, 19 ans, d'un kyste multiloculaire. Pas d'adhérences, petit pédicule, ligature ; ablation de la tumeur. Il y avait de gros vaisseaux. Pédicule laissé au dehors. Mort au bout de sept jours de péritonite. (Guy's. Hos. Rep., octobre 1843, page 473.)

3 septembre 1843. M. Greenhow, de Newcastle, opère une fille de 29 ans qui souffrait depuis quatre ans de fréquentes métrorrhagies. Adhérences multiples, ligature ; pédicule laissé au dehors. Excision, mort le septième jour de péritonite. (Med. Trans., 1844, page 240.)

Cowper opère une femme de 32 ans, mariée, sans enfants.

Quelques adhérences ; double ligature ; excision.

Morte de péritonite le septième jour, probablement parce qu'une portion du péritoine avait été comprise dans la ligature du pédicule, qui avait été laissé entre les lèvres de la plaie. (*Med. Trans.*, 20 janv. 1844, p. 241.)

1844. Le Dr Clay opère une malade âgée de 49 ans, mère de 10 enfants.

Longue incision abdominale. On reconnaît que c'est l'utérus qui est malade. On applique une ligature autour du col. L'utérus et les deux ovaires sont enlevés sans hémorrhagie ; le pédicule avait été réduit.—Mort au bout de 3 semaines.

Une partie des nombreuses gastrotomies pratiquées par

le Dr Clay ont été publiées dans le *Medical. Times*, 1842, 1844.

1844. Woyeikowsky, de Quingey (Doubs), pratique une ovariotomie et se trouve en présence d'une tumeur volumineuse adhérente au côté droit de l'utérus, près de son fond, par un pédicule d'un demi-pouce de longueur. Il porte une ligature sur le pédicule, le plus près possible de la matrice; le fil, ramené à l'extérieur, le pédicule fut tranché d'un coup de bistouri. La ligature du pédicule tomba le dixième jour. — Guérison.

1846. Handsyde pratique une double ovariotomie et fait passer les fils des pédicules à travers une ouverture faite dans la paroi postérieure du vagin.

Mort par péritonite.

1846. Von Siebold réduit aussi le pédicule d'un kyste de l'ovaire dans l'abdomen. — Guérison.

1848. Vaulligeard, faisant allusion à une ovariotomie pratiquée par lui, se demande s'il n'aurait pas mieux fait de lier le pédicule en quatre parties et de couper les fils de soie au ras.

Les divisions du pédicule coupées également très près des ligatures et abandonnées dans le ventre auraient permis de suturer la plaie dans toute sa longueur, et on aurait pu obtenir de la sorte une réunion par première intention

1850. R. Lee conseille de maintenir la ligature du pédicule au dehors de la cavité péritonéale. C'est, dit-il, la meilleure manière d'obvier aux accidents de péritonite ou d'hémorrhagie.

Duffin met en pratique cette manière de faire de R. Lee.

A la même époque, Kiwisch emploie le premier un instrument constricteur du pédicule.

1856. Herff pratique l'extirpation d'une tumeur fibro cystique de l'utérus, et laisse les fils du pédicule dans l'angle inférieur de la plaie. — Guérison. (*New-York Journ.*, 1856.)

1858. Hutchinson introduit dans la pratique l'usage du clamp pour maintenir le pédicule et faire l'hémostase.

1860. Sawyer, de San Francisco, laisse dans la plaie les fils de la ligature du pédicule. — Mort par péritonite le sixième jour.

1861. Tyler-Smith, de Londres, quitte l'usage du clamp pour abandonner d'une manière systématique le pédicule dans le ventre.

Dans une série de 12 gastrotomies pratiquées jusqu'en 1864 par M. Kœberlé, nous trouvons les méthodes suivantes :

1ᵉʳ cas. — Le pédicule, de longueur moyenne, est maintenu au dehors. Deux ligatures perdues sur l'épiploon. — Guérison.

2ᵉ cas. — Double ovariotomie. Deux ligatures isolées, et ligature en masse d'adhérences épiploïques. Pédicules courts, laissés à l'intérieur. — Guérison.

3ᵘ cas. — Tumeur polycystique de l'ovaire gauche, adhérences très étendues à l'épiploon, au mésentère ; adhérences internes avec l'utérus. Pas de pédicule. Ligature en masse de la base de la tumeur.

Mortification en massse de la tumeur, maintenue entre les lèvres de la plaie abdominale. Péritonite les premiers jours. Trajet fistuleux longtemps persistant. — Guérison.

4ᵉ cas. — Kyste multiloculaire de l'ovaire droit. Pédicule, long seulement de 4 centimètres, maintenu à l'intérieur. Hémorrhagies consécutives à la chute du pédicule, mortifié le douzième jour ; le treizième jour, commencement de péritonite ; le quatorzième jour, reproduction de l'hémorrhagie ; déchirure artificielle de la cicatrice, évacuation de caillots déjà putréfiés. — Guérison.

5ᵉ cas. — Kyste uniloculaire de l'ovaire droit.

Pédicule très court laissé à l'intérieur de la cavité abdominale. Pas d'accidents consécutifs sérieux. — Mort le quatrième jour d'hémorrhagie pulmonaire.

6ᵉ cas. — Extirpation d'une tumeur fibreuse des deux ovaires et de la partie sus-vaginale de la matrice. Col de la matrice et ligament large compris entre deux ligatures communiquant librement au dehors. Abcès phlegmoneux dans le tissu cellulaire sous-cutané au voisinage du pédicule le huitième jour. — Guérison.

7ᵉ cas. — Ovariotomie double. Les pédicules, courts tous les deux, sont attirés vers l'extérieur. — Mort à la fin du septième jour d'une tympanite intestinale.

8ᵉ cas. — Ovariotomie double. Pédicules courts, laissés à l'intérieur de la cavité pelvienne, communiquant librement au dehors. Cicatrice restée fistuleuse à l'angle inférieur pendant 4 mois.

9ᵒ cas. — Tumeur polycystique des deux ovaires. Ligature en masse de l'épiploon et sur l'intestin. Pédicules courts laissés dans la cavité abdominale, avec communication libre au dehors. Péritonite. — Mort le cinquième jour.

10ᵉ cas. — Kyste uniloculaire. Pédicule court, attiré contre la paroi abdominale. Cicatrisation au bout de 3 semaines.

11ᵒ cas. — Kyste uniloculaire. Pédicule court, attiré contre la paroi abdominale. — Guérison rapide.

12ᵒ cas. — Kyste multiloculaire. Pédicule de longueur moyenne, maintenu à l'extérieur. — Guérison rapide.

L'auteur, passant à des considérations sur les causes de mort, met en première ligne la pyohémie, l'infection putride et la péritonite, et il ajoute que ces accidents ont été plus fréquents dans les cas où les parties mortifiées des ligatures sont restées intrapéritonéales.

Cependant, dans le relevé des 12 cas qui précèdent, nous trouvons deux fois le pédicule abandonné dans la cavité abdominale, et cette manière de faire n'a été suivie d'aucun accident immédiat ou consécutif (1er et 5° cas).

1864. Sur 221 cas de gastrotomie pratiqués par M. Péan depuis le 1er novembre 1864 jusqu'au 31 décembre 1875, les méthodes pour le traitement du pédicule ont été les suivantes :

13 applications du clamp avec cautérisation.

30 fois la méthode dite par suppuration a été mise en usage pour des tumeurs sans pédicule ou présentant des adhérences généralisées.

Les pédicules ont toujours été ramenés dans l'angle inférieur de la plaie et liés à l'aide du ligateur Cintrat ou par une ligature simple.

Dans un autre relevé de 79 cas, nous voyons l'habile chirurgien de Saint-Louis rester fidèle à sa première méthode de traitement extra-péritonéal du pédicule. Cinq fois seulement le pédicule fut abandonné dans le ventre. La cautérisation à l'aide d'un clamp spécial fut pratiquée 8 fois, et 10 fois le traitement par suppuration.

1864. Les Américains emploient de préférence le clamp : Atlee (1864), Kimball, Peaslee, White, etc., etc. 70 p. 100 de guérisons en moyenne.

1867. Bryent, de Londres, emploie le clamp, la ligature simple ou perdue, suivant les particularités des cas.

C. Clay et Backer Brown cautérisent à l'aide du clamp avec pédicule perdu.

1868. Krassowsky, de Saint-Pétersbourg, traite le pédicule par la cautérisation et l'abandonne dans le ventre. 13 succès sur 24 ovariotomies.

1871. C. Clay, de Manchester, revient à l'ancienne méthode de traitement intra-péritonéal avec longues ligatures liant le pédicule en deux portions et retenues au dehors. En 1871, sur 250 cas, il a obtenu 182 guérisons. (*The Lancet*. London, september 182).

1871. Sp. Wels, de Londres, et Keith, d'Edimbourg, appliquent la ligature maintenue au dehors, plus rarement la ligature perdue.

En Allemagne, Billroth, Eder, Othausen (de Halle), etc., ont employé le clamp et la ligature perdue du pédicule avec drainage.

1875. Boinet traite le pédicule presque exclusivement par le clamp.

1877. Hocher, de Berne, avec l'emploi du clamp, obtient 10 guérisons sur 15 cas.

Nous ne citerons que pour mention les procédés suivants extrêmement compliqués, ne trouvant leur application que dans des circonstances exceptionnelles.

Nous avons déjà parlé du cas de Handsyde en 1846.

En 1855. Peaslee opéra une femme qui avait subi une ponction faite par le vagin, à la suite de laquelle on avait laissé à demeure un tube en caoutchouc pour permettre aux liquides de s'écouler. L'opérateur fit passer la ligature du pédicule de la tumeur par le vagin, à côté du drain qui servit à faire des injections.

La malade guérit malgré des accidents de péritonite.

Langenbeck ayant affaire à un pédicule très court et craignant de trop grandes tractions sur l'utérus, eut l'idée de faire passer les ligatures à travers une incision pratiquée au-dessus de l'aine, du côté de l'ovaire malade.

Nous trouvons dans un volume publié à Stockolm (Nordiskt médicinskt, Arkiv 1878), un mémoire du Dr W. Netzel sur le traitement du pédicule dans l'ovariotomie. Voici l'analyse de ce long article :

Sur les nombreuses méthodes qui ont été proposées pour le traitement du pédicule dans l'ovariotomie, il n'y en a que trois qui aient été généralement adoptées, savoir : la section par le cautère, la ligature et la fixation dans l'angle inférieur de la plaie. C'est pourquoi l'auteur insiste principalement sur ces trois méthodes, n'ayant presque aucune expérience des autres.

Dans ses premières opérations, il a eu recours à la section par le cautère, puis il a employé le clamp, et ce n'est que dans les derniers temps qu'il a commencé à lier le pédicule avec des fils de soie et à l'abandonner dans la cavité abdominale. Il a employé la cautérisation dans huit cas, dont trois ont amené la mort ; dans quarante-sept cas, dont neuf suivis de décès, il a fixé le pédicule dans le clamp ; enfin, dans dix cas, dont un seul a eu une issue funeste, il a lié le pédicule en l'abandonnant dans la cavité abdominale. Pour deux cas, il n'a pu employer aucune de ces méthodes, parce que la tumeur se trouvait attachée au petit bassin par une large base. Dans ces cas, il a fallu laisser une partie de la tumeur dans la cavité abdominale ou la fixer dans l'angle inférieur de la plaie. Ces deux cas ont eu un dénouement fatal.

L'auteur blâme la cautérisation, parce qu'elle offre moins de garantie contre l'hémorrhagie interne consécutive que les autres méthodes, que son exécution demande du temps et que le clamp à cautérisation lui-même est un instrument compliqué, qui ne peut être que difficilement nettoyé d'une façon complètement satisfaisante. Il reconnaît que cette méthode, pour ceux qui l'ont le plus souvent employée, a donné des résultats très favorables, mais, malgré cela, il voudrait considérer la cautérisation comme un procédé quelque peu arriéré, maintenant que l'on sait que le pédicule peut, sans grand danger, être lié avec des fils de soie et abandonné dans la cavité abdominale.

Il fait ressortir les grands avantages de la méthode de ligature. L'hémorrhagie consécutive ne doit pas se produire si la ligature est faite avec soin. On n'a guère besoin de redouter l'hémorrhagie par la trompe, à l'époque de la menstruation, ni une reproduction de tumeur du moignon du pédicule. L'objection la plus importante contre la méthode est l'irritation inévitable que produisent la ligature et le moignon du pédicule. L'expérience a toutefois prouvé à l'évidence que le danger est bien moins grand qu'on ne le croyait, mais la méthode a besoin d'être ultérieurement expérimentée sous ce rapport.

La méthode extra-péritonéale est d'un emploi un peu plus restreint que la précédente, parce qu'elle ne peut être employée avec avantage quand le pédicule manque ou est très court. La fixation dans l'angle inférieur de la plaie, peut occasionner un tiraillement qui, une grossesse survenant, peut incontestablement être gênant pour l'opérée. Le danger du détachement du pédicule et de son retirement dans la cavité abdominale, comme aussi celui du tétanos, ne sont pas grands, et, dans la plupart des cas, ces deux accidents dépendent de circonstances qui auraient pu être prévenues. L'on n'a pas non plus grande raison de craindre l'étranglement de l'intestin par le pédicule, et, quant à l'hémorrhagie par la trompe, elle n'est pas un bien grand inconvénient.

Mais une suite incontestable de la méthode, c'est une plus grande disposition à la formation d'une hernie dans la cicatrice, inconvénient qu'il ne faut pas déprécier Il faut ajouter que la convalescence devient plus longue, attendu qu'il faut toujours beaucoup de temps pour que la plaie en forme d'entonnoir laissée par le pédicule se cicatrise. Cette plaie expose en outre l'opérée à la possibilité d'une infection septique secondaire. L'auteur a eu à déplorer une fois un tel accident.

D'après son opinion, l'on n'est point encore autorisé à proclamer la supériorité de la ligature sur la fixation extérieure. Sans contredit cette dernière s'est montrée sous presque tous les rapports une méthode excellente, et jusqu'ici elle a été employée dans un plus grand nombre de cas que la première. Mais l'expérience acquise déjà sur la ligature est suffisamment rassurante cependant, pour que chacun puisse l'employer sans aucun scrupule et amasser ainsi des matériaux pour la solution de la question. Si de nombreuses expériences viennent confirmer l'opinion avantageuse que dès maintenant on est autorisé à se faire sur la méthode, alors la ligature devra certainement être employée dans la plupart des cas, entre autres raisons parce que l'ovariotomie devient par là une opération plus simple et plus facile à faire pour qui que ce soit.

Nous avons cru devoir dire un mot des méthodes suivies par les chirurgiens au sujet des tumeurs de la rate après la splénotomie.

Ici le pédicule est formé uniquement par des vaisseaux rampant au milieu de l'épiploon gastro-splénique : c'est le hile de la rate. Nous ne saurions mieux faire que citer la la thèse remarquable du Dr Barrault. Après avoir fait l'histoire de la splénotomie, l'auteur rapporte longuement es cas de Kæberlé, Sp. Wells et les deux cas suivis de succès de M. Péan, puis passant au traitement du pédicule il s'exprime ainsi.

« La manière de procéder a varié pour les divers chirurgiens qui ont eu à l'exécuter; elle a même été différente dans chaque cas pour les deux splénotomies pratiquées par M. Péan.

« Quittenbaum, Küchler, M. S. Wells, M. Péan, dans sa première opération, M. Kæberlé ont fait la ligature séparée des diverses branches de vaisseauu spléniques, tantôt avec des fils de soie, tantôt avec des fils d'argent (Péan); ils ont coupé ces fils au ras et ont réduit l'épiploon-gastro-splénique dans le ventre.

« Le second procédé : ligature en masse de l'épiploon-gastro-splénique aussi près que possible du hile de la rate et fixation du moignon entre les lèvres de la plaie des parois après détachement de la tumeur, nous paraît infiniment plus simple, plus rapide et non moins sûr dans les résultats qu'il donne.

« En présence des avantages et des inconvénients qui paraissent appartenir à l'un et à l'autre de ces procédés, nous n'hésitons pas, et nous déclarons que toutes nos préférences sont en faveur du second, que nous considérons comme applicable dans tous les cas. » (Barrault. De la splénotomie chez l'homme; thèse de Paris, 1876.)

Jusqu'ici nous n'avons parlé que de l'ovariotomie, c'est-à-dire de l'ablation de tumeurs ayant un pédicule : tumeurs pédiculées.

Nous allons dire un mot maintenant des tumeurs de l'utérus, tumeurs kystiques, solides ou demi-solides, pre ·

nant leur point d'implantation sur la matrice, faisant corps avec elle.

La plupart du temps, elles n'ont pas de pédicule ; elles sont sessiles. Nous avons dit déjà que la méthode de traitement employée pour leur extirpation est l'hystéro- tomie ou l'hystérectomie. (Letousey.)

C'est le corps ou le col de l'utérus lui-même plus ou moins hypertrophié qui formera le pédicule, non plus un pédicule peu volumineux, recevant facilement l'étreinte d'une ligature, mais tellement gros au contraire que sou- vent on sera obligé de le diviser en deux parties et de serrer séparément chacune d'elles.

De plus, le pédicule ainsi formé à même l'utérus n'est pas extensible ; une traction exagérée amènerait des déla- brements qui ont pu, dans certains cas, être la principale cause de mort.

L'historique du traitement des tumeurs de l'utérus a été longuement fait dans les travaux de Pozzi, de Péan et Urdy, dans la thèse de Letousey.

Disons qu'en général les chirurgiens qui ont pratiqué l'hystérotomie, après avoir lié le pédicule en masse ou en plusieurs parties, l'ont maintenu dans l'angle inférieur de la plaie abdominale à l'aide du ligateur Cintrat ou du clamp. Tels sont les procédés de Péan, de Kœberlé, d'Hegard (de Fribourg), de Lawson Tait, de Müller, de Billroth, de Kimball, de Tillaux, de Lucas-Championnière, de Périer, de Marc Sée, de F. Terrier, de Horteloup, etc., etc.

C'est aussi la conduite tenue par M. Lucas-Champion- nière dans deux opérations césariennes suivies de l'ampu- tation utéro-ovarique pratiquées avec succès. (Opération dite de Porro.) Le segment de l'utérus formant pédicule fut maintenu au dehors par un ligateur Cintrat, et fixé par deux broches de fil de fer placées en croix. La première fois le pédicule est tombé le treizième jour ; le neuvième dans le second cas. (Gazette des hôpitaux, numéro du 13 mars, 1880.)

Sur buit hystérotomies pratiquées par Spencer Wells depuis 1875 pour des fibromes de l'utérus, nous trouvons cinq fois le pédicule traité par la méthode intrapéritonéale : trois guérisons. Dans les trois autres cas il a employé deux fois le clamp, et une fois le drainage de la cavité pelvienne.

Krassowski, de Saint-Pétersbourg, lie le pédicule avec un ligateur Cintrat et le fixe à l'angle inférieur de la plaie. De plus il place un drair dans la cavité de Douglas et le fait passer par le vagin. Guérison.

Bœckel (de Strasbourg) opère des tractions sur le ligateur qui a servi à lier le pédicule, pour hâter la chute de la partie sphacélée.

Moor, de Rochester, pour un fibrome utérin de 17 livres emploie la méthode dite d'énucléation.

Il forme un pédicule artificiel en disséquant une portion de la membrane séreuse qui recouvre la surface de l'utérus et de la tumeur, et en fait un pédicule qui a la forme d'une coupe destinée à empêcher le liquide de pénétrer dans la cavité abdominale. (Amer. Journ. of med. Sciences, vol. 69.)

Nous passerons rapidement en revue quelques procédés rares mis en usage par d'habiles opérateurs dans des circonstances spéciales pour des tumeurs dont les adhérences n'ont pu être détachées par suite de leur trop grande vascularité, ou de la friabilité de leur enveloppe. Tels peuvent se présenter des kystes développés dans les couches périphériques d'une tumeur fibreuse, des tumeurs solides de l'utérus à base d'implantation très étendue ou même n'en ayant point à proprement parler, tels que certains kystes du ligament large ou du mésentère.

On peut, à l'exemple de Péan, de Moore (de Rochester), employer la méthode, suivante qui a peut-être l'inconvénient de prolonger l'opération.

On fait une incision au niveau de la partie moyenne de la tumeur, incision qui ne doit comprendre que l'épaisseur du péritoine qui revêt la tumeur.

On dissèque avec précaution, en liant à mesure qu'ils se présentent les vaisseaux de tout calibre.

M. Péan se contente le plus souvent de placer des pinces hémostatiques de différentes formes qu'il laisse à demeure jusqu'à hémostase définitive, et gagne ainsi un temps précieux. Enfin la tumeur se trouvant énucléée, on lie les vaisseaux du pédicule. On a ainsi une coque disposée en forme de sac, dont on fixe l'ouverture aux lèvres de la plaie abdominale.

Dans cette coque, dans cette espèce de coupe viendront se déverser, sans que l'on craigne leur pénétration dans le péritoine, les liquides septiques, produits de la suppuration. On peut par précaution faire plonger une canule de Dupuytren où un drain dans le fond de la poche et faire ainsi des lavages.

Par quel processus s'effectue la guérison ?

Suivant deux mécanismes : ou bien par bourgeonnement des parois de la poche, et la cavité se comble insensiblement ; ou bien par sphacèle, par mortification des mêmes parois qui ne reçoivent plus assez de sang pour se nourrir.

Ce travail d'élimination peut se faire sans crainte, car en arrière de la poche il s'est formé des adhérences salutaires. (Péan et Urdy, obs. 6.)

Sur 40 cas divers traités ainsi par M. Péan, il y a eu

25 guérisons. (Leçons de clinique chirurgicale, Péan, t. I et II, 1876 et 1879.)

Moor, de Rochester, compte aussi plusieurs succès.

Galenzowski (1829), Clay et S. Wells ont eu plusieurs fois recours à ce procédé. Mais ces opérateurs laissaient une partie plus ou moins importante de la tumeur ; de là des résultats rien moins qu'encourageants

Nous ne faisons que mentionner ici une méthode créée par le Dr B.-G. Kléberg, chirurgien de l'hôpital d'Odessa. La description de ce nouveau procédé de ligature se trouve tout au long dans la thèse de Letousey (De l'hystérectomie sus-vaginale, Paris 1879, page 52.)

Cette ingénieuse innovation consiste à substituer au clamp la ligature élastique.

L'habile opérateur russe a employé deux fois ce procédé avec succès pour des tumeurs solides de l'utérus.

Ajoutons que pour certains auteurs il faut toujours faire un pédicule, et le faire de façon à pouvoir l'amener dans l'angle inférieur de la plaie abdominale. Pour pouvoir atteindre ce but quand il s'agit de tumeurs ayant un pédicule très court, ce qui arrive pour les tumeurs du ligament large et les kystes à base aérolaire, Kœberlé conseille de faire un pédicule artificiel. Pour cela on divise les parties à lier en deux ou plusieurs portions, en séparant les tissus dans l'intervalle des vaisseaux jusque contre la tumeur. On gagne ainsi, dit-il, un peu d'étendue en longueur.

Raoult

3

CHAPITRE III.

§ 1ᵉʳ — DE CHAQUE PROCÉDÉ EN PARTICULIER.

Les différentes méthodes successivement employées dans le traitement du pédicule des tumeurs intra-abdominales après la gastrotomie peuvent être ramenées à trois modes principaux.

Le premier consiste à laisser plonger le pédicule à une certaine profondeur dans la cavité abdominale, et à ramener les fils de la ligature dans la plaie, ou plus rarement dans une incision faite aux culs-de-sac du vagin, c'est le traitement dit intra-péritonéal. On devra faciliter le libre écoulement des liquides sécrétés le long des fils. C'est la méthode la plus communément, nous pourrions dire la seule employée au début de l'ovariotomie.

Ce procédé explique facilement le rôle funeste des hémorrhagies secondaires dans le résultat définitif des premières opérations.

Il faut cependant dire que l'emploi de ce procédé était le seul applicable au début pour les pédicules courts, alors que les instruments constricteurs n'étaient pas connus. C'est en effet à l'absence d'instruments constricteurs aussi bien qu'à la défectuosité des ligatures que les premiers ovariotomistes durent leur insuccès. L'hémorrhagie secondaire ne peut être arrêtée facilement : on ne peut saisir un pédicule plongé dans la cavité abdominale. La péritonite peut aussi être rangée parmi les accidents qui, au début, ont déterminé une issue fatale. Nous ne dirons pas toutes les causes qui peuvent amener cette complication. Qu'il

nous suffise de savoir que le plus souvent outre la pénétration du sang dans la cavité abdominale, la présence dans
le péritoine de liquides septiques provenant de la suppuration du moignon sphacélé du pédicule, en a été la cause
la plus fréquente.

Ces fils venant du pédicule et passant dans la plaie
jouent le rôle de corps étrangers dans le péritoine, qu'ils
irritent et enflamment.

N'entretiennent-ils pas de plus un chemin toujours
ouvert par où passeront les liquides venus de la suppuration de la plaie extérieure? Une seule goutte de pus provenant du dehors peut amener une péritonite mortelle.
Il n'est pas bon d'ailleurs de laisser une libre communication de l'air extérieur avec une cavité séreuse.

Il est vrai que, dans certains cas, plusieurs ovariotomistes ont, dans le but précisément d'obvier à la stagnation des liquides dans le péritoine, institué un système de
drainage à l'aide d'une sonde à double courant, ou d'un
drain permettant de faire des aspirations ou des lavages.

Parfois on a fait passer un drain par le cul-de-sac postérieur du vagin.

Inutile d'insister sur les complications et les dangers de
ces précautions.

Enfin, la cicatrisation définitive n'est ordinairement pas
terminée avant un mois. Elle peut se prolonger bien au
delà par la persistance des fistules à l'angle inférieur de la
plaie, comme nous l'avons vu (8ᵉ cas de Kœberlé).

En un mot, cette méthode expose d'emblée, surtout si
le pédicule est gros, à la septicémie ou à une hémorrhagie
consécutive difficile à réprimer si la ligature n'est pas suffisante. Ce procédé a tous les inconvénients du traitement
par pédicule perdu sans en avoir les avantages. Son infé-

riorité est évidemment le résultat de l'insuffisance des moyens d'hémostase d'alors; aussi avons-nous vu les accidents, hémorrhagie primitive ou secondaire, péritonite, diminuer de fréquence avec l'apparition d'instruments constricteurs permettant d'employer une méthode nouvelle.

L'avantage de ce procédé est de pouvoir être appliqué toutes les fois que la brièveté du pédicule empêche de le fixer dans la plaie abdominale. Il supprime par là même une partie des difficultés et des inconvénients du traitement extra-péritonéal que nous allons décrire.

Ce second procédé consiste à maintenir en dehors du péritoine les parties liées ou comprimées. Ce traitement extra-péritonéal comprend donc deux temps : d'abord lier ou comprimer le pédicule; puis le maintenir fixé dans la suture de l'incision abdominale.

C'est Jeafferson qui, le premier, mit ce procédé en usage, en 1834, pour un kyste multiloculaire de l'ovaire, dont le pédicule présentait des vaisseaux volumineux.

West, de Cambridge, en 1836, suivit son exemple. Mais il faut arriver en 1841 pour voir cette manière de faire devenir véritablement une méthode.

Stilling, de Cassel, après avoir décrit tous les avantages de ce procédé, ajoute qu'il n'est possible que si le pédicule est suffisamment long.

R. Lee, en 1850, donne ce mode de traitement comme le meilleur remède apporté aux accidents de péritonite ou d'hémorrhagie.

A partir de cette époque, cette méthode fut presque exclusivement suivie par les ovariotomistes.

Cette manière d'agir marque déjà un grand progrès dans l'ovariotomie, mais n'est cependant pas sans danger. D'abord, il peut se présenter des difficultés sérieuses tenant à la brièveté du pédicule, à son volume, à l'épaisseur des parois abdominales.

Si le pédicule est court, sa fixation dans la plaie abdominale occasionnera des tractions plus ou moins fortes et toujours dangereuses, sur le point d'implantation de la tumeur, le ligament large, l'utérus, et exposera par là à des crampes utérines. Il peut même arriver un décollement du péritoine, suivi de péritonite ou d'abcès toujours graves.

M. Lucas-Championnière a fait connaître le premier un autre danger résultant de ces tiraillements du pédicule. Ce savant observateur a constaté une irrégularité dans le pouls, irrégularité se manifestant au moment même des tractions faites sur la tumeur pour son ablation. D'après M. Lucas-Championnière, ce trouble circulatoire serait dû à la constriction et aux tractions faites sur le pédicule, et serait constant après l'hystérotomie (ce qui s'explique par la brièveté du pédicule).

Ce serait là un phénomène réflexe dépendant des tiraillements du pédicule et de la constriction des nombreux filets nerveux venant du grand sympathique.

De plus, la plupart du temps, les malades se plaignent de violentes douleurs lombaires; elles sont obligées de fléchir les cuisses. (Observation de Héger, de Fribourg; Letouzey, loc. cit.)

Supposons même la cicatrisation accomplie, le pédicule devenu adhérent à la paroi abdominale peut exercer une traction sur l'abdomen et obliger même à une marche courbée. (Péan, Leçons de clinique chirurgicale, t. I, 1876, n° 204.)

La traction sera augmentée toutes les fois qu'il y aura pneumatose, que les intestins seront distendus par des gaz. Alors le pédicule peut rentrer subitement dans la cavité péritonéale et donner lieu à une péritonite mortelle. Cette rentrée brusque du pédicule dans l'abdomen peut être le résultat d'efforts de toux ou de la rupture du fil ligateur. (Péan, loc. cit., n° 256.)

Dans tous les cas, la pneumatose, le ballonnement du ventre, les efforts de toux ou de vomissements produiront des tractions excessives pouvant amener des désordres du côté du péritoine.

Enfin, le pédicule fixé ainsi dans la paroi forme une bride qui sera une menace perpétuelle d'étranglement interne, à la manière d'une bride épiploïque adhérente. (Péan, loc. cit., n° 197.)

Un autre inconvénient du pédicule laissé au dehors est d'établir une suppuration plus ou moins abondante, suivant sa surface de section, mais toujours longue.

La chute de la partie mortifiée n'a lieu en moyenne que du 15° au 25° jour.

La suppuration prolongée d'un pédicule volumineux entretient autour de la malade une atmosphère de pus, une véritable peste, qui n'est pas sans influence sur son état général.

Souvent enfin, l'impossibilité d'affronter autour du pédicule des surfaces séreuses, permet la formation d'une sorte de cavité en entonnoir, où s'accumulent le pus et les liquides septiques. De là une irritation incessante du péritoine (obs. de M. Richet, rapportée dans la thèse d'agregation de M. Pozzi). Le décubitus dorsal favorise d'ailleurs cette stagnation putride.

Pour y remédier, on a disposé autour du moignon des lamelles de plomb, de manière à limiter autant que possible ce clapier. Mais on n'est pas toujours parvenu à empêcher le pus de filtrer entre les parois et le pédicule ; de là des péritonites mortelles. (Péan, loc. cit., n° 267.)

Il peut enfin s'établir une sorte d'infundibulum qui sera le point de départ d'une suppuration indéfinie. Il ne faudrait pourtant pas suivre l'exemple de Hegar, de Fribourg, et hâter la chute du moignon sphacélé par des tractions, C'est manquer de prudence et s'exposer à des hémorrhagies graves.

Si ce procédé présente des dangers, il n'est pas cependant sans avantages. Disons d'abord que ses inconvénients sont plus fréquents dans les cas d'hystérotomie, alors que le pédicule est court et volumineux, ou bien dans les cas de tumeurs kystiques non pédiculées.

Les avantages que présente ce procédé sont, il faut le dire, de premier ordre. En effet, il met à l'abri d'hémorrhagies possibles dans la cavité du péritoine. Si une ligature expose à une hémorrhagie secondaire, on peut facilement et immédiatement y mettre ordre, soit par une nouvelle ligature, soit par l'application de pinces hémostatiques. Le chirurgien a ainsi continuellement sous les yeux le point de départ d'hémorrhagies toujours funestes, et peut intervenir rapidement ; avantage immense, si l'on se rend compte que cet accident est, de tous, le plus fréquent.

De plus, il n'y a pas à craindre, avec les précautions voulues, la suppuration du moignon dans la cavité péritonéale. Aussi ce procédé a-t-il rendu d'immenses services aux opérateurs qui ont su le mettre en pratique.

Disons qu'à l'heure qu'il est il est encore généralement employé.

La ligne formée par la ligature doit arriver à peu près au niveau de la peau, ou même à un ou deux millimètres au-dessus d'elle. La surface de section ne doit pas non plus être faite à une trop grande distance de la ligature, car l'on s'exposerait ainsi à une suppuration plus longue, plus abondante, puisque la cicatrisation ne vient qu'après élimination par sphacèle de cette partie du pédicule.

Il faut éviter l'excès contraire, c'est-à-dire la section trop rapprochée de la ligature qui glisserait ainsi facilement. Cette section doit se faire en moyenne à 3 centimètres au-dessus du lien constricteur.

On peut d'ailleurs pour diminuer la suppuration faire un badigeonnage de perchlorure de fer sur la surface de section du pédicule qui sera par là pour ainsi dire momifiée.

Parfois on a caché la surface du moignon par la peau réunie dans toute sa longueur. On avait ainsi un traitetement intermédiaire, n'étant ni intra, ni extra-péritonéal à proprement parler. Cette modification n'a d'ailleurs été que très rarement appliquée. (Langenbeck, Storer.)

La cicatrisation se fait, nous l'avons dit, par élimination de la partie sphacélée.

D'après M. Pozzi, voici quel serait le processus suivant lequel s'effectuerait la guérison. La partie mortifiée du pédicule tomberait au bout d'un temps variable et alors on apercevrait une surface granuleuse, en forme de bouton correspondant au moignon utérin. L'agglutination est complète autour du pédicule et la cicatrice se forme rapidement. C'est là en effet l'idéal, mais nous venons de voir qu'il n'en est pas toujours ainsi. La guérison plus ou moins rapide peut tenir aussi au degré de constriction. Lorsque le pédicule a été suffisamment serré, il se détache vers le quinzième ou le vingtième jour. Dans le cas contraire, il ne se mortifie pas ou du moins très lentement, et les ligatures peuvent persister pendant des mois.

Nous avons dit que le traitement extra-péritonéal du pédicule comprenait deux temps : la ligature et la fixation entre la plaie abdominale. Quel que soit, en effet, le procédé adopté par l'opérateur, il faut toujours assurer l'hémostase. Pour atteindre ce but, plusieurs méthodes ont été mises en usage. On s'est servi de la ligature, du clamp, du serre-nœud, de la cautérisation thermique ou galvanique, de la forcipressure, de l'écrasement linéaire, de la torsion ; souvent on s'est servi d'un procédé mixte, c'est-à-dire d'instruments au moyen desquels on obtenait à la fois l'hémostase et la fixation du pédicule.

§ II. — LIGATURES ET INSTRUMENTS DESTINÉS A L'HÉMOSTASE ET A LA FIXATION DU PÉDICULE.

Le premier but à atteindre, la condition la plus importante de succès pour tous les procédés est évidemment de se mettre à l'abri d'une hémorrhagie.

Au début, la ligature fut seule employée, et les premiers opérateurs dépourvus d'instruments constricteurs se servirent de fils de chanvre et de soie. Cependant dès 1821 nous avons vu N. Smith lier deux artères de l'épiploon avec un fil de cuir de chevreau.

La ligature du pédicule a été faite suivant les cas, soit en masse, soit par portion quand celui-ci était volumineux. Parfois on lie séparément les vaisseaux du pédicule.

Plus tard on s'est servi de fils métalliques (fer et argent) présentant plus de résistance.

Les fils d'argent ont surtout été employés pour les ligatures perdues, mais l'un et l'autre présentaient comme inconvénient de ne pas se résorber et n'ont été qu'exceptionnellement mis en usage pour des ligatures perdues. Les fils de soie ou de métal exposaient aux abcès consécutifs, et c'est pour obvier à cet inconvénient que des substances plus facilement résorbées, comme le catgut, par exemple, ont été introduites dans la pratique.

Il n'entre pas dans notre sujet d'exposer le mécanisme suivant lequel la ligature amène un arrêt du sang dans un vaisseau. L'on sait qu'une ligature agit avec plus ou moins de promptitude selon l'étroitesse et la résistance du lien employé et selon le degré de constriction. Mais ceci peut davantage s'appliquer aux ligatures perdues dont nous parlerons dans le chapitre suivant.

Pour fixer le pédicule dans la plaie selon le traitement extra-péritonéal, on a mis en usage différents procédés.

L'hémostase une fois obtenue par une ligature simple, soit métallique ou autre, on peut passer dans le moignon du pédicule deux broches ou deux longues épingles que l'on dispose en croix sur les parois du ventre.

Il serait en effet dangereux de se servir des fils constricteurs pour attirer le pédicule et le maintenir au dehors.

Ce procédé des broches est remarquable autant par sa simplicité que par ses avantages multiples.

En effet, il n'exerce sur le ventre aucune pression pénible, comme nous le verrons pour le clamp et le ligateur ; de plus, il contribue à l'hémostase en faisant de l'acupressure , enfin, il maintient la ligature en place, car des deux broches l'on fait passer l'une au-dessus, l'autre au-dessous du lien constricteur.

Clamp. — Les ligatures sont quelquefois d'une application difficile et peuvent présenter des dangers résultant, la plupart du temps il est vrai, d'un manuel opératoire défectueux. Elles peuvent être insuffisamment serrées et ne procurer qu'une hémostase incomplète, surtout si le pédicule est gros, œdémateux.

Ce n'était pas non plus sans inquiétude que les premiers opérateurs laissaient dans la cavité péritonéale des fils dont ils étaient loin de soupçonner l'innocuité.

C'est pour obvier à ces inconvénients que des chirurgiens inventèrent des instruments permettant une constriction plus puissante et plus sûre, et pouvant en même temps maintenir le pédicule au dehors de l'abdomen.

Nous avons vu Kiwish, en 1850, employer pour comprimer et maintenir le pédicule un instrument assez semblable aux casseaux des vétérinaires.

Hutchinson, en 1858, introduit définitivement l'usage du clamp dans la pratique chirurgicale.

Le clamp se compose de deux branches métalliques articulées à la manière d'un compas et armées de divers systèmes de vis permettant une compression énergique des tissus.

Cet instrument destiné au début à faire de la compression a subi plus tard de nombreuses modifications qui ont eu pour but de le rendre plus léger quand il devait être maintenu sur le pédicule, et plus apte à isoler le rayonnement du calorique quand on s'en est servi pour la cautérisation thermique.

Nous ne ferons pas l'histoire de toutes ces modifications ; nous renvoyons pour tous les détails à l'ouvrage de MM. Péan et Urdy.

Le clamp fut adopté par un grand nombre de chirurgiens : il est d'un maniement facile.

Comme moyen d'hémostase il présente de sérieux avantages : il écrase les tissus, les broie, et agit à la manière des plaies par écrasement. Il a pu rendre de sérieux services alors qu'on n'osait pas abandonner le pédicule dans le ventre, ni faire de ligatures perdues.

Le clamp a été employé comme moyen d'hémostase, de constriction, etaussi pour fixer le pédicule dans le traitement extra-péritonéal.

Comme instrument d'hémostase, nous venons de voir le mécanisme suivant lequel il agit : il comprime, il broie. Mais il ne faudrait pas croire qu'il est d'un emploi sûr et sans inconvénient.

Souvent même après une longue compression les vaisseaux donnent du sang. Il est donc inapplicable pour les adhérences épiploïques ou autres si l'on ne fait qu'une simple constriction, car l'hémostase définitive ne sera rien moins qu'assurée.

C'est pour cela que des chirurgiens eurent l'idée d'associer la cautérisation à la compression.

On a parfois associé au clamp, pour assurer l'hémostase, non seulement la cautérisation, mais aussi la ligature.

Sp. Vells, dans plusieurs circonstances, s'est servi du clamp et d'une ligature ; il a pu obtenir ainsi 23 guérisons, sur 34 opérations traitées par ce procédé. (Sp. Vells. The ovariotomy at the Samaritan Hospital. Med. Times and Gazette, 1877.)

Claye et Backer-Brown comprimaient le pédicule, pendant dix et douze heures, avant la cautérisation des vaisseaux.

M. Péan a fait construire un clamp spécial lui permettant, même à de grandes profondeurs, de comprimer et de cautériser les tissus. Il a pu ainsi sectionner extemporanément par écrasement les tissus de façon à les réduire de volume, et à rendre aussi mince que possible la surface de section où il éteignait des cautères rougis à blanc.

Ce moyen lui a permis de réduire des pédicules volumineux, et de venir à bout de larges adhérences.

Ce procédé, auquel il a donné le nom de méthode par morcellement où par fractionnement, lui a rendu de grands services dans des cas difficiles, alors que l'on n'osait pas encore abandonner dans la cavité abdominale un trop grand nombre de ligatures.

De plus, cette méthode permet de réduire le pédicule ainsi comprimé et cautérisé.

Un autre procédé, appliqué pour la première fois par Boinet, consiste à se passer de toute espèce de ligature en comprimant le pédicule avec un clamp dentelé, resserrant, mâchant et écrasant les tissus assez complètement et solidement pour empêcher toute hémorrhagie. C'est ainsi qu'il procéda dans 76 cas, dont 48 guérisons et 28 morts. (Boinet. Traité pratique des maladies des ovaires et de leur traitement, 2ᵉ édition, 1877.)

L'usage du clamp a été surtout répandu pour comprimer et fixer le pédicule dans l'angle inférieur de la plaie abdominale. L'on supprimait ainsi les ligatures souvent infidèles.

Cette méthode présente tous les avantages du traitement extra-péritonéal du pédicule. L'on peut facilement et sur-le-champ arrêter une hémorrhagie secondaire ; il suffira pour cela de serrer davantage les branches de l'instrument.

C'est même sa supériorité sur la ligature, qu'il est toujours plus long et plus difficile d'appliquer.

Par contre, le clamp ne met pas plus à l'abri que la ligature des dangers signalés dans le traitement extra-péritonéal. Il n'empêche pas une suppuration longue du pédicule, et favorise même, par sa présence et son poids, la formation du clapier dont nous avons parlé. Il n'empêche pas davantage la possibilité de l'écoulement des liquides dans la cavité péritonéale, et cela malgré l'application de lamelles de plomb autour du pédicule.

Il est nécessaire parfois de le détacher dès les premiers jours, surtout s'il survient du ballonnement du ventre, et alors il faudra recourir à la cautérisation où à la ligature du pédicule.

Le clamp exerce une compression irrégulière, inégale, dangereuse, et n'est applicable que pour un pédicule long et volumineux. Il produit sur les organes pelviens une traction dangereuse, soit immédiate si le pédicule est court, soit consécutive s'il survient une pneumatose intestinale.

L'on peut dire peut-être aussi qu'il élargit transversalement la plaie abdominale, empêche la réunion immédiate, et expose à une hernie, à une éventration.

D'après Kœberlé, il dispose à des accidents tétaniques. Boinet aurait observé 8 fois le tétanos sur 75 cas. Schrœder, 2 fois sur 10 cas.

La cautérisation au fer rouge ou thermique fut d'abord employée pour les vaisseaux saignants et les adhérences, mais on remarqua promptement que l'hémorrhagie était difficilement arrêtée par ce moyen ; que ce procédé était périlleux, car des jets de sang venaient souvent de vaisseaux qui n'avaient pu être aveuglés ; hémorrhagie en nappe, pluie de sang.

Et puis, il n'est pas toujours prudent d'aller porter un fer rouge sur des surfaces profondément situées.

C'est pour obvier à tous ces inconvénients que Claye, de

Birmingham, et Backer–Brown comprimèrent les surfaces saignantes avant de les cautériser.

Nous avons vu que Backer–Brown traite ainsi le pédicule et l'abandonne dans le ventre.

Mais cette méthode ne met pas plus à l'abri d'une hémorrhagie consécutive que le clamp, dont la constriction peut se relâcher.

On peut se servir avec avantage du thermo-cautère de Paquelin dans les mêmes conditions.

Maslowsky (Langenbeck's Archiv. für klinische chirurgie, Band IX, 1866) donne les principes suivants pour la cautérisation à l'aide du clamp.

La cautérisation ne doit pas être faite au ras du clamp, qui ne doit servir d'ailleurs que pour l'hémostase temporaire. Les tissus doivent être divisés à 1 centimètre environ de l'instrument, et être brûlés ainsi par le cautère actuel.

Serre-nœuds où ligateurs. — Le serre-nœuds est un instrument constricteur, se composant d'une gaine de diamètre et de longueur variables, dans laquelle se trouve une vis, entraînant par son mouvement de rotation un écrou auquel sont fixés les chefs d'un lien dont l'anse peut ainsi être resserrée par chaque tour de vis. Le plus communément employé est celui de Cintrat, que tout le monde connaît. Sa description détaillée et son maniement se trouvent d'ailleurs dans l'ouvrage de Péan et Urdy. Signalons, en passant, une heureuse modification apportée par le Dr Barrault. Dans le ligateur cintrat, les deux chefs du fil de fer doivent être introduits par leur extrémité dans deux trous percés dans la pièce mobile de l'instrument. Le calibre du fil est ainsi limité, puis son extrémité peut être tordue, recourbée, et alors on perd un temps précieux à la redresser.

La modification apportée par le Dr Barrault consiste précisément dans la suppression de ces trous, qui sont remplacés par de simples rainures, permettant ainsi d'employer des fils de tout calibre, et supprimant le tâtonnement de l'introduction de leur extrémité.

Nous avons parlé ailleurs de l'autoligateur de Cintrat pour les ligatures profondes.

Les dimensions de l'instrument peuvent varier ainsi que sa force. M. Péan se sert de ligateurs puissants dans son procédé par morcellement pour l'extirpation des tumeurs fibreuses de l'utérus.

Aujourd'hui il est employé à l'exclusion de tout autre instrument pour lier le pédicule des tumeurs de l'utérus. (Tillaux, Périer, Terrier : M. Sée, Lucas-Championnière, etc.)

Kœberlé se sert d'un serre-nœud spécial qui porte son nom. Il s'en servit en 1863 pour sa première hystérotomie, et depuis 1866 il n'emploie que cet instrument. (Dictionnaire Jaccoud. Ovariotomie, p. 580.)

Pour fixer le pédicule dans la plaie, après la ligature au moyen du serre-nœuds, on fait passer au-dessous du lien constricteur deux broches de fer où deux longues épingles disposées en croix.

Le mécanisme du serre-nœud de Cintrat permet de tordre le fil sur place, sans l'aide d'aucun instrument spécial. Il n'y a plus qu'à couper les fils, et l'instrument tout entier peut être enlevé. C'est grâce à ce mécanisme ingénieux que Péan a pu lier et abandonner dans la cavité abdominale le pédicule d'une rate hypertrophiée. (Thèse de Barrault, loc. cit.)

Kœberlé reproche, à tort, à notre avis, au ligateur Cintrat une infériorité sur le sien.

D'après ce chirurgien, la torsion du fil ne pourrait se faire complètement jusqu'à l'anse, de sorte que la constriction serait toujours insuffisante.

Cette constriction incomplète, dit Kœberlé, dispose au tétanos plus fréquemment que le clamp.

Si cet accident redoutable était aussi fréquent qu'on le dit et était dû au serre-nœud, il est probable que son usage ne serait pas aussi répandu qu'il l'est aujourd'hui.

Le serre-nœud est léger, d'un maniement aussi facile que celui du clamp, et a sur ce dernier les avantages suivants : il peut être appliqué soit aux pédicules longs, soit aux pédicules courts, car il permet de disposer la ligature à une profondeur quelconque. En 1866, Kœberlé a pu appliquer une ligature à 8 centimètres de profondeur sur le pédicule d'une tumeur fibro-kystique de la matrice. (Kœberlé, Comptes-rendus de la Société des sciences, 1868.)

On peut donc l'employer pour la ligature du pédicule perdu. (Péan, *loc. cit.*)

Si l'on se sert du serre-nœud de Kœberlé, on peut, à l'exemple de ce chirurgien, placer au-dessus de l'anse de fil de fer une ligature en fil de soie, permettant d'enlever immédiatement ou plus tard la ligature de fer et l'instrument constricteur.

Kœberlé retire son serre-nœud du cinquième au huitième jour. Il suffit de couper les fils et de les retirer avec précaution.

Ce serait nous répéter que de décrire ce qui se passe quand le pédicule est fixé dans la plaie abdominale au moyen du ligateur. Les phénomènes sont les mêmes que pour le clamp, moins, bien entendu, la pression exercée par ce dernier instrument.

Quel que soit le serre-nœud que l'on choisisse, il permet l'emploi de fils métalliques, c'est-à-dire de fils permettant une constriction plus forte que la ligature faite à la main, et que l'on peut toujours graduer à volonté. Les fils de fer dont se sert M. Péan sont recuits ; ils sont ainsi rendus plus souples et moins oxydables.

Il en a de deux grosseurs : la première présente un diamètre de 1 m. m. 1/3 pour les gros pédicules, la seconde n'a que 1 millimètre de diamètre.

Nous ne parlerons pas de la filo-pressure ni de la torsion employées par Aveling et Maisonneuve. Ces procédés, abandonnés aujourd'hui, demandent un pédicule choisi, long et grêle, peu vasculaire, c'est-à-dire tel qu'il serait traité plus avantageusement, suivant un des procédés que nous venons de passer en revue.

CHAPITRE IV.

DU PÉDICULE PERDU.

Le troisième mode de traitement du pédicule consiste à laisser celui-ci libre dans la cavité abdominale, après avoir fait l'hémostase, soit au moyen de la ligature perdue, soit au moyen de la cautérisation.

Ce traitement, que l'on peut appeler intra-péritonéal absolu, par opposition au traitement intra-péritonéal avec fils au dehors, que nous avons décrit précédemment, comprend la fermeture complète de l'abdomen, sans drainage, par l'incision abdominale ou par le vagin.

Ce ne fut d'abord qu'exceptionnellement que les ovariotomistes abandonnèrent le pédicule dans la cavité abdominale, et il est à remarquer que M. Smith qui, le premier, employa ce procédé (1821), jeta en même temps sur deux artères de l'épiploon deux ligatures perdues.

Qu'est-ce, en effet, qu'un pédicule lié et réduit dans l'abdomen, sinon une ligature perdue? L'un n'est que la conséquence de l'autre, et l'idée d'abandonner systématiquement le pédicule dans la cavité péritonéale ne devait rationnellement être adoptée que lorsque la pratique aurait prouvé l'innocuité de la ligature perdue. En 1833, cette méthode fournit un nouveau succès à Jeaffreson ; pareillement à Billinger deux ans plus tard. Philipps, en 1840, doit un échec à une hémorrhagie consécutive causée par le relàchement de la ligature.

Le Dr Clay, en 1844, pratique l'hystérotomie et réduit le pédicule. La mort, survenue au bout de trois semaines, ne peut être imputée au mode de traitement.

En 1846, Siébold obtient une guérison par la même méthode.

En 1848, Vaullegeard décrit le manuel opératoire à suivre à propos d'un cas d'ovariotomie. (*Journ. des conn. méd. chir.*, 1848, p. 224.)

Mais ce n'est qu'en 1861 que Tyler Smith, encouragé par le succès des ligatures faites sur des vaisseaux isolés et abandonnés ensuite, conçut l'idée de traiter le pédicule de la même façon.

Plusieurs chirurgiens avaient modifié cette méthode de diverses manières.

Nous avons vu la conduite suivie par Handsyde (1846), par Peaslee (1855).

Kœberlé conseille à son tour de faire préventivement, par le cul-de-sac postérieur du vagin, une incision, qui se fermera spontanément s'il ne se reproduit pas de liquides dans la cavité pelvienne et qui, dans le cas contraire, sera une sauvegarde contre tout accident.

Nous croyons que ce surcroît de précaution serait plutôt nuisible que profitable à la méthode telle que nous l'entendons.

Depuis Tyler Smith, un grand nombre de chirurgiens ont appliqué la méthode du pédicule perdu : S. Wels, Kœberlé, Péan, Keit, Clay, Backer Brown, Krassouwski, etc., etc. Ils ne diffèrent que dans la manière d'obtenir l'hémostase.

L'on doit dire cependant que les ovariotomistes les plus en renom n'ont d'abord eu recours à cette méthode qu'avec crainte et, pour ainsi dire, forcés par les circonstances.

Kœberlé s'exprime ainsi à propos de l'influence du traitement du pédicule sur le succès de l'opération :

« Lorsque le pédicule a pu être maintenu au dehors, la
cicatrisation immédiate a été obtenue lorsque, au reste, il
n'y a pas eu de ligatures de vaisseaux dans les adhérences;
la péritonite est alors très rare.

« La péritonite a surtout été observée dans le cas où le
pédicule est resté à l'intérieur ; cependant, en faisant des
ligatures perdues et en laissant le pédicule dans la cavité
abdominale, avec réunion immédiate à la manière de
M. Tyler Smith, des succès très remarquables ont été obtenus. »

Plus loin, le même chirurgien donne néanmoins le conseil de laisser le pédicule dans le ventre, à la manière de
Tyler Smith, toutes les fois qu'il est court et qu'il n'y a
pas de ligatures profondes. (Mémoires de l'Académie, 1869,
vol. XXIX.)

Plus tard (Dictionnaire de Jaccoud, vol. XXV) Kœberlé
dit qu'avec le pédicule perdu on peut obtenir d'emblée la
réunion immédiate sur toute l'étendue de l'incision et que
la guérison complète arrive vers le dixième ou le douzième
jour ; les soins consécutifs se réduisent ainsi à très peu de
chose.

Péan dit que l'on peut laisser impunément dans le ventre un grand nombre de ligatures perdues faites avec des
fils de matière organique, soit même avec des fils métalliques. De là l'idée d'abandonner le pédicule dans le ventre.
M. Péan avoue que ce ne fut pas sans effroi qu'il aborda
cette méthode et qu'il céda surtout aux difficultés que présentaient les cas (Ovariotomie, 1869).

Knowsley-Thornton s'appuyant sur des expériences faites
en Allemagne et en Russie sur l'innocuité des ligatures

perdues dans le péritoine, dit que l'on peut agir de même pour les grosses tumeurs de l'utérus.

Pour lui, il se sert exclusivement de fils de soie de Chine, même, dit-il, dans les cas où autrefois on conseillait le clamp.

En 1872, Erichsen se rallie complètement à cette manière de faire, et presqu'en même temps Holmes conseille de placer sur le pédicule un fil double dont on lie séparement les deux moitiés. On coupe le pédicule à 2 centimètres de la ligature.

Bryant Thomas donne le conseil suivant :

« Si l'on est en présence d'un pédicule large et court, si les vaisseaux ne sont pas trop gros, on peut lier le pédicule en deux ou plusieurs parties avec un fil à fouet. Les bouts seront coupés ras, et abandonnés avec le pédicule dans la cavité péritonéale. » (Transaction of the London obstetrical Society, 1872, t. XIX.)

D'après Pozzi, l'on ne doit avoir recours à cette méthode que lorsque l'épaisseur et la brièveté du pédicule sont si grandes qu'on ne peut l'amener à l'extérieur. Il insiste sur les résultats fâcheux de ce procédé, et cite, à ce propos, une statistique de S. Wells.

Plus loin cependant le même auteur s'appuyant sur les expériences de Spiegelberg et de Waldeyer, conclut qu'à l'abri du contact de l'air, une cicatrisation rapide peut se faire sans inflammation vive, ni gangrène, par un prompt travail adhésif. (Pozzi. Thèse d'agrégation, 1875.)

Mais comme tout autre, et plus qu'un autre, le traitement intra-péritonéal demande une hémostase aussi certaine que possible. Le principal danger, en effet, est dans l'impossibilité où se trouverait le chirurgien de réprimer une hémorrhagie consécutive.

L'hémostase a d'abord été obtenue à l'aide de ligatures en fil de soie ou de chanvre. (N. Smith.)

Ce n'est que plus tard qu'on appliqua au procédé du pédicule perdu la compression par le clamp où la cautérisation. (Backer–Brown, Krassowski, etc.)

On a renoncé, dans ces derniers temps, à ce second procédé pour ne plus faire que la ligature du pédicule.

Nous n'avons pas à revenir sur l'emploi et les avantages du clamp appliqué seul, ou combiné à la cautérisation, pour obtenir l'hémostase du pédicule avant de le réduire dans la cavité abdominale.

Les périls auxquels expose la cautérisation ont déjà été mentionnés. Disons seulement maintenant que la cautérisation ne met pas à l'abri d'une hémorrhagie consécutive, de même que dans la pratique journalière tout le monde sait combien, parfois, il est difficile d'arrêter une hémorrhagie par la cautérisation.

En 1866, Backer-Brown affirmait à la Société médicochirurgicale de Londres que, sur 41 cas traités par la cautérisation avec pédicule perdu, il avait obtenu 36 guérisons. Il faut ajouter que dans les 5 cas suivis de mort, la cautérisation ayant été insuffisante, il avait dû recourir à des ligatures.

Krasowski (De l'ovariotomie, Saint-Pétersbourg, 1868), appliquant cette méthode, avait fait jusqu'en 1868, 24 ovariotomies, dont 13 avec succès.

Dans ces derniers temps, Keith, d'Edimbourg, jusqu'en janvier 1877, n'a eu que 8 morts sur 79 cas, traités par cautérisation avec pédicule perdu. (Edimbourg, Medic. Journ.)

Ces succès prouvent bien la supériorité du traitement intra-péritonéal absolu, et font voir au moins l'innocuité presque constante de l'eschare du moignon. « Après la cautérisation, les parties incomplètement carbonisées, ou simplement modifiées ou desséchées, sont probablement résorbées par le même processus que la corde à boyau.

« Du reste, le calorique peut aussi être considéré comme un agent antiseptique, puisqu'il détruit sur place les organismes infectieux, dans sa sphère d'action. » (Kœberlé, Nouveau dictionnaire de médecine et de chirurgie pratiques, tome XXV, page 582.)

Nous avons dit que l'idée de lier et d'abandonner le pédicule dans la cavité abdominale était la conséquence des ligatures perdues pratiquées avec innocuité complète.

Le pédicule en effet peut être considéré comme une adhérence vasculaire dont l'hémostase sera d'autant plus difficile à obtenir qu'elle sera plus volumineuse.

Donc, deux buts sont à atteindre : d'abord assurer l'hémostase à tout prix et se mettre à l'abri des hémorrhagies consécutives ; puis employer autant que possible des fils susceptibles d'être résorbés.

La ligature est évidemment le moyen le plus sûr d'obtenir l'hémostase définitive, et, dans le cas particulier qui nous occupe, nous pouvons dire qu'elle est la seule praticable.

La cautérisation et l'écrasement, procédés souvent impossibles et toujours longs, peuvent être infidèles. (Péan, Leçons de clinique, t. I, obs. 1. Statistique de Backer Brown et de Keith, d'Edimbourg.)

Il suffit qu'un seul cas d'hémorrhagie ait pu leur être imputé pour les avoir abandonnés.

C'est en effet ce qui se passe actuellement, et aujourd'hui, qui dit pédicule perdu, dit implicitement pédicule lié et abandonné dans la cavité péritonéale.

L'expérience a depuis longtemps démontré l'innocuité des ligatures perdues. Kœberlé écrivait pourtant, en 1864, dans la Gazette de Strasbourg (24ᵉ année, 1864):

« Je m'abstiens constamment de faire des ligatures perdues, leur innocuité étant très suspecte. »

La pratique de Tyler Smith aurait dû cependant modifier son opinion.

Depuis, de nombreuses expériences et observations sont venues démontrer d'une manière péremptoire le rôle inoffensif des ligatures perdues, même des ligatures faites avec des fils métalliques.

D'après les expériences de Spiegelberg et de Waldeger, des ligatures, faites sur les cornes de l'utérus de jeunes chiennes, ne présentaient au bout de vingt jours aucune trace d'inflammation aiguë du péritoine, ou de mortification des parties étreintes. (Archives de Virchow, 1868).

Dans les Archives de Langenbeck (9ᵉ volume), nous trouvons la confirmation de ces faits par de nouvelles expériences entreprises par Maslowski, de Saint-Pétersbourg.

Les fils de soie abandonnés dans la cavité péritonéale sont donc complètement inoffensifs. S. Wells dit qu'il a laissé une fois 40 ligatures dans l'abdomen sans inconvénient. Nous dirons plus loin ce que ces fils deviennent.

Aujourd'hui il est amplement démontré que les fils métalliques, argent ou fer, sont susceptibles de s'enkyster, et paraissent non moins inoffensifs que les fils de lin ou de soie.

Barrault dit qu'il a eu l'occasion de faire deux autopsies dans deux cas de suture de l'intestin par adossement des séreuses. Dans ces deux cas il a retrouvé, trois et six jours après leur application, les fils d'argent enkystés au milieu des tissus, et la perte de substance complètement comblée. (Barrault, loc. cit., p. 68.)

M. Péan s'est maintes fois servi de ligatures métalliques sans inconvénient En 1864, il réduit dans l'abdomen un moignon épiploïque avec deux anses métalliques. Guérison.

En 1865, il traite par le même procédé plusieurs adhérences d'un kyste multiloculaire. La malade fut présentée à l'Académie l'année suivante.

En 1867, l'habile chirurgien jette quatre ligatures métalliques sur l'épiploon gastro-splénique dans un cas de splénotomie. Guérison.

En 1877, il enserre dans une anse métallique la surface d'implantation d'un kyste sessile et abandonne le tout dans le ventre. Guérison. (Péan, Leçons de clinique, 1876 et 1879, obs. 1, 3, 191, 256.)

Les cas 257, 258, 266 et 271 furent traités de la même façon.

Dans un grand nombre de cas, le chirurgien de Saint-Louis a fait de nombreuses ligatures perdues, soit avec des fils de soie où de catgut, soit avec des fils d'argent.

Dans son premier volume de Clinique de Saint-Louis, nous avons compté 28 cas où il y eut des ligatures perdues. 19 furent suivis des guérison.

Nous n'avons pas à faire ici l'histoire de la ligature, aussi vieille que la chirurgie, ni à énumérer les substances employées. Le chanvre (A. Paré); la peau de daim (Jameson, N. Smith); les crins de cheval, les cheveux de femme, (Porta); le caoutchouc (Levert). Physick fut le premier à employer des ligatures métalliques. Levert essaya les fils d'argent, d'or, de platine.

Le but visé est évidemment l'absorption de la ligature, et la suppression de la suppuration.

De là l'emploi de liens faits avec des substances organiques, végétales où animales : chanvre, soie, caoutchouc, catgut.

De plus, les fils doivent présenter les trois qualités suivantes : finesse, solidité, imperméabilité.

Le chanvre est solide ; il est fin, mais il est perméable : c'est pour cela qu'on l'enduit d'une couche de cire.

Le catgut phéniqué, vulgarisé par Lister, est peut-être trop facilement et trop vite résorbé quand il s'agit d'un pédicule volumineux. On lui reproche aussi de glisser trop facilement.

Le caoutchouc, introduit dans la pratique par Levert, n'a pas été à notre avis suffisamment expérimenté.

Cela tient probablement à son application difficile.

Nous avons mentionné plus haut le procédé du docteur Klaberg, d'Odessa, dans deux cas d'hystérectomie suivis de succès. Les deux fois, le chirurgien a employé la ligature élastique, faite au moyen de tubes en caoutchouc, et n'a pas eu d'hémorrhagie.

Ce procédé de ligature élastique aurait à notre avis un grand avantage ; celui d'exercer une compression progressive. — Grâce, en effet, à son élasticité, le caoutchouc suit, en comprimant toujours, toutes les phases de régression du moignon ; il s'accommode facilement de tous les changements de pression, et de plus, comme toutes les matières organiques, il peut être résorbé. - Il glisse moins que le catgut et que les fils de soie ; il ne coupe pas les tissus. — Tous ces avantages ont été mis en lumière par les expériences du Dr Budin, faites sous l'instigation du professeur Tarnier (1875), pour des ligatures du cordon ombilical.

Tandis que des ligatures faites à l'aide de un, quatre, et même huit fils de soie, laissaient passer une injection d'eau dans la veine ombilicale, la ligature faite avec des fils de caoutchouc de 2 et de $2^{mm},33$, enroulés trois fois, apportaient une résistance insurmontable, même aux plus fortes pressions pour faire pénétrer une injection dans la veine.

Ces expériences ont démontré, en outre, que pour les fils de lin la résistance, une fois vaincue, l'injection pénétrait toujours aussi facilement ; tandis qu'avec les fils en caoutchouc, il fallait à chaque fois triompher de la même résistance opposée par l'élasticité du fil ligateur revenant sur lui-même.

Frappé de ces avantages, le Dr Budin, chef de clinique à la Maternité de Paris, conseille l'emploi des fils de caoutchouc pour la ligature des cordons gras, et pour éviter le glissement, il met en pratique le procédé ingénieux du Dr Tarnier, procédé dit de l'allumette : deux bouts d'allumettes sont appliqués parallèlement sur le cordon, et c'est dessus que la ligature élastique devra être pratiquée. — L'allumette maintiendra le cordon rigide et, de plus, empêchera la ligature de glisser. Le nœud une fois serré, il est facile de rompre chaque bout d'allumette et de les retirer.

En raison de son élasticité, le fil de caoutchouc revient de lui-même et comprime suffisamment ; il n'y a pas à craindre la section de la partie liée ; le Dr Budin ne l'a jamais observée alors que les fils de soie coupaient dans les mêmes circonstances.

Il nous semble que la ligature élastique pourrait être tout aussi bien appliquée pour la ligature du pédicule perdu. — A l'aide d'une canule de trocart, il serait facile

de passer une anse élastique dans le pédicule, et d'obtenir
ainsi une compression sûre des deux moitiés du moignon.
— Pour un pédicule peu volumineux, une ligature en
masse serait suffisante. — L'élasticité du caoutchouc serait, à notre avis, utilement mise à profit pour les pédicules
volumineux, œdémateux, susceptibles de diminuer de volume.

On se sert de préférence aujourd'hui pour pédicule réduit de fils de soie de Chine, parce qu'elle est sans mélange
de coton, et par conséquent plus absorbable ; ou de fils de
catgut phéniqué. On a même appliqué la méthode anti-
septique de Lister aux fils de soie.

Le catgut a peut-être l'inconvénient d'être trop facilement et trop promptement résorbé quand il s'agit d'obtenir une hémostase définitive, et une constriction devant se
maintenir pendant plusieurs jours. — Il se rompt d'ailleurs
plus facilement à diamètre égal que le fil de soie ; il se
laisse aisément distendre à partir d'une certaine traction,
mais ne revient plus sur lui-même comme le ferait le
caoutchouc.

M. Péan se sert actuellement de fils de soie, rarement de
fils de catgut.

Il nous a semblé qu'il n'était pas sans intérêt et sans
profit de connaître la résistance des fils employés. — Pour
établir leur ténacité, nous nous sommes servi d'un serre-
nœud de Cintrat auquel nous avons adapté un dynamomètre. L'anse du fil était passée sur un rouleau en peau
de daim jouant le rôle de pédicule, et ses deux chefs ramenés sur le dynamomètre, attaché lui-même à l'écrou mobile de l'instrument.

Nous devons remercier M. Mariaud de l'obligeance avec
laquelle il a mis à notre disposition les instruments néces-

saires à nos expériences. — Nous avons manœuvré absolument comme s'il se fût agi d'un pédicule vrai, et nous avons obtenu les résultats suivants :

Le n° 0 du catgut, employé pour les ligatures perdues des petites adhérences, se rompt sous une traction représentant 9 kilogrammes.

Le n° 1, employé pour lier les adhérences épiploïques, plus vasculaires et plus volumineuses que les brides pariétales, présente une résistance de 15 kilogrammes et demi.

Les numéros 2 et 3, employés pour les adhérences épiploïques épaisses, volumineuses, cèdent, le premier, à 21 kilogr., le second, à 30 kilogr. M. Péan s'est servi plusieurs fois du n° 4 pour faire la ligature, soit en masse, soit en deux moitiés, des pédicules volumineux, qu'il réduisait ensuite dans l'abdomen.

Nous avons remarqué, pour ces fils de catgut, un fait qui a bien son importance : à peu près à la moitié de leur résistance, tous les fils deviennent élastiques, s'allongent facilement, et plusieurs tours de torsion pouvaient être faits avec la vis, sans que pour cela il y eût une résistance plus grande appréciable au dynamomètre. A ce moment de l'expérience nous avons dénoué deux des fils, et nous avons constaté un allongement d'un 5° environ de leur longueur primitive. Cette particularité, que nous n'avons constatée que pour les fils de catgut, est, à notre avis, très nuisible à l'hémostase définitive et est une des raisons pour lesquelles nous donnons la préférence aux fils de soie.

M. Péan se sert de fils de soie de Chine de différentes grosseurs ; chaque fil est formé de trois chefs simples. Parfois, pour des pédicules volumineux, il emploie un fil, dont chacun des faisceaux comprend lui-même trois chefs primitifs.

Nous avons pu établir leur degré de résistance à l'aide du procédé déjà employé pour le fil de catgut.

Le fil le plus fin servant à lier les petites adhérences présente une résistance de 10 kilogr. Une grosseur au-dessus supporte une traction de 15 kilogr. Le fil employé pour la suture des parois abdominales et les grosses adhérences se rompt à 19 kilogr.

Le même, non phéniqué, ne cède qu'à 21 kilogrammes.

Si les parois abdominales sont épaisses, on se sert d'un fil un peu plus gros, présentant une résistance de 25 kilog.

Pour la ligature des pédicules de moyenne grosseur, M. Péan se sert d'un fil pouvant supporter une traction de 29 kilogr. et dont le diamètre correspond au n° 3 de la filière Charrière.

Pour les pédicules volumineux, résistants, il emploie un plus gros fil correspondant au n° 4 de la même filière.

Nous n'avons pas remarqué pour les fils de soie une élasticité aussi grande que celle du catgut.

Ils ne s'allongent que d'une façon insensible et nullement inquiétante pour la durée de l'hémostase. Nous ne ferons que mentionner l'emploi des fils de fer et d'argent, complètement abandonnés aujourd'hui, du moins quand il s'agit de réduire le pédicule. Les fils de fer employés sont de deux grosseurs, ils sont recuits ; l'un a un diamètre de 1 mètre 1/3, l'autre de 1 mètre.

On se rendra compte de leur résistance si l'on se rappelle que la ténacité du fer est de 60 kilogr. par millimètre carré. La première grosseur est employée surtout pour faire le morcellement des tumeurs solides de l'utérus ; la seconde, pour lier les pédicules.

Le fil d'argent n'a été employé que pour les ligatures perdues. Deux grosseurs ont été mises en usage.

La plus petite, de 1/6 de millimètre de diamètre et d'une résistance de 12 kilogr., l'autre de 1/3 de millimètre à peu près, se rompant sous une traction de 22 kilogr.

Voici les inconvénients qui ont fait abandonner l'usage des ligatures métalliques pour le traitement intra-péritonéal du pédicule : elles peuvent se rompre, soit par oxydation du fer au contact du sang artériel (expériences de M. Laborde), soit au moment où on les applique, comme nous en avons été témoin plusieurs fois. Elles ne sont pas résorbées ; elles peuvent s'enkyster, il est vrai, et deviennent alors inoffensives, mais, enkystées ou non, elles peuvent, jouant le rôle de corps étrangers, devenir le point de départ d'abcès profonds.

Cependant les fils de fer qui, d'après les expériences de M. Laborde, s'oxydent rapidement au contact du sang vivant, sont préférés aux autres fils métalliques de même diamètre pour les ligatures perdues. Les fils d'argent sont moins oxydables ; pour cette raison, la présence du fer au milieu des tissus a moins d'inconvénient.

De plus, les ligatures métalliques sont fines et par conséquent moins irritantes, mais elles manquent de souplesse ; elles sont cassantes, et il est difficile de savoir le degré de striction qu'on exerce avec elles.

La ligature élastique n'a pas été suffisamment employée pour établir d'une façon certaine ses avantages et ses inconvénients. Ajoutons cependant que, théoriquement, elle répond merveilleusement aux conditions exigées pour le traitement intra-péritonéal du pédicule.

Le catgut, nous l'avons déjà vu, serait vite résorbé, étant d'une substance éminemment organique ; il est trop extensible, il glisse facilement si l'on pratique une ligature en masse. Il est moins résistant que la soie; peut-être serait-il préférable pour la ligature perdue des adhérences.

Restent donc les fils de soie de Chine; c'est à eux que nous donnons la préférence.

Ils réunissent tous les avantages des autres fils à ligature sans en avoir les inconvénients; ils sont facilement résorbés; leur finesse et leur solidité, leur emploi facile, les ont rendus d'un usage journalier.

On peut leur faire subir aussi bien qu'au catgut les préparations anti-septiques suivant la méthode de Lister, et il n'est pas nécessaire de les garder dans des flacons remplis d'huile phéniquée parfaitement bouchés. Leur consistance plus dure que celle du catgut ferait croire volontiers qu'ils coupent facilement : il n'en est rien. Nous nous en sommes convaincu en liant avec un ligateur Cintrat des débris de tumeur, tantôt avec un fil de catgut, tantôt avec un fil de soie, tous les deux du même diamètre. Ces expériences nous ont démontré, qu'à la même pression, le fil de catgut couperait plus facilement que la soie. (Pièces justificatives, obs. 20 et 22.)

Elle glisse aussi moins que le catgut qui est parfaitement lisse et huilé, tandis que la torsion des fils de soie leur donne une surface grenue qui empêche le glissement.

Les fils de soie de Chine seront donc employés de préférence pour la ligature du pédicule perdu; les fils phéniqués sont toujours préférables, quoique peut-être un peu moins résistants, à diamètre égal, que ceux qui ne le sont pas. C'est du moins ce qui est résulté de nos expériences.

Il faut éviter autant que possible de se servir de fils ayant été trop longtemps au contact de l'air; outre qu'ils sont ainsi dans de moins bonnes conditions antiseptiques, ils ont moins de résistance et se rompent plus facilement.

Nous avons établi précédemment l'innocuité des ligatures perdues ; disons maintenant ce que deviennent les fils de ces ligatures.

Il est évident qu'ils se comporteront différemment, suivant leur calibre, leur nature, la substance dont ils sont formés.

Il y a une distinction qui se présente d'abord tout naturellement ; les fils absorbables ou de substance organique, et les fils non absorbables ou métalliques.

Nous avons dit ce que deviennent ces derniers : ils s'enkystent et sont ainsi tolérés dans les tissus.

Pour ce qui est des fils susceptibles d'être résorbés, nous nous servirons des études faites à ce sujet par Knowsley-Thornton et rapportées dans la thèse de Lebec (Knowsley-Thornton, British. med. Journal : The silk ligature of the pedicle, 1878 ; Lebec, thèse de Paris, 1880).

En 1872, Granville-Bantock montre à la Société obstétricale de Londres un moignon de pédicule de l'ovaire d'une femme morte un an après une ovariotomie double. Le fil qui avait servi à faire la ligature était en chanvre ; il n'en restait plus trace ; il avait été complètement résorbé, sauf le nœud, qui s'était enkysté dans le péritoine, et se présentait comme un corps dur du volume d'un grain de chènevis. De chaque côté du sillon formé par la ligature, les tissus du moignon s'étaient renversés, et ce renversement avait amené un contact intime entre les parties situées au-dessus et au-dessous de la ligature.

En 1876, le même auteur présente un moignon de pédicule sept mois après l'opération. Une rainure profonde marque le point où était le fil de chanvre, dont on ne trouve plus trace.

Alban Doran a fait connaître le résultat d'une autopsie faite sept jours après une opération d'ovariotomie.

On avait placé quatre ligatures de soie sur le pédicule ; pas une n'avait ulcéré, mais toutes étaient recouvertes par des ponts de lymphe jetés par-dessus les tissus serrés.

Ces observations ne font d'ailleurs que confirmer les expériences de Spiegelberg et Waldeger, que nous avons déjà citées.

D'après ces habiles expérimentateurs, qui opéraient sur les utérus de jeunes chiennes, il est rare de rencontrer une ligature ayant coupé. Les fils s'entouraient d'un tissu jeune partant de la paroi utérine, sans qu'il y ait jamais eu d'abcès. Ce tissu jeune arrivait promptement à une organisation parfaite et définitive qui absorbait la ligature.

A partir du septième jour, en moyenne, le fil de soie est altéré, envahi, désagrégé par la pénétration dans ses fibres de cellules dites embryonnaires.

La ligature continue à se détruire lentement, puis disparaît. Plus la soie est fine, le pédicule mince, et plus ce travail d'envahissement et de résorption s'accomplit rapidement.

Les ligatures disparaissent donc par un mécanisme spécial. Le fil se laisse pénétrer, gonfler par le sérum et la lymphe exsudés. Au bout de sept jours environ, on trouve des cellules qui s'infiltrent en écartant les faisceaux du fil de la même manière que les globules blancs pénètrent dans un morceau de sureau placé sous la peau d'une grenouille. Peu à peu, le tissu du fil se désorganise et disparaît tout à fait.

Nous parlons, bien entendu, de fils dont le diamètre ne

doit pas dépasser une certaine limite, le nº 4 de la filière
Charrière, par exemple. Le travail d'absorption sera évidemment d'autant plus prompt que les fils seront plus
fins. Le catgut serait résorbé plus vite que les fils de soie.

Si les fils sont tropvolumineux, ils ne sont pas résorbés;
ils se comportent comme des corps étrangers et provoquent
des abcès toujours bénins par lesquels ils sont éliminés.

L'on nous a rapporté le fait suivant : un chirurgien
ayant oublié dans l'abdomen une corde à fouet volumineuse qui avait servi à faire une ligature provisoire, celleci fut éliminée cinq semaines après, à la suite d'un abcès
des parois.

Nous trouvons dans la thèse de Letousey, p. 104, une
observation d'hystérectomie pratiquée par le Dr Wernech,
de Rio–de–Janeiro : une éponge oubliée dans le ventre fut
expulsée au bout de deux mois, par une fistule qui s'était
maintenue à l'angle inférieur de la plaie.

Nous venons de voir les transformations subies par le
fil constricteur, il nous reste à dire ce que devient le pédicule.

Disons d'abord qu'une constriction suffisante pour arrêter l'hémorrhagie ne l'est pas pour produire la mortification, le sphacèle du moignon du pédicule, situé au dessus du fil, et le transformer en corps étranger. Les petits
vaisseaux fins de la partie liée restent perméables. Des
expériences pratiqués par Thornton ont constaté le fait.
L'habile chirurgien de l'hôpital Samaritain, de Londres,
coupe le pédicule d'un kyste de l'ovaire entre deux ligatures, et fait dans les vaisseaux du kyste une injection
pénétrante, avec un liquide coloré.

Quand les gros vaisseaux sont pleins, l'on voit distinctement l'injection pénétrer dans les vaisseaux fins de la partie resserrée. Cette expérience, facile à répéter, prouve bien qu'une circulation capillaire dans la part'e comprimée du pédicule est possible. De plus, il s'établit une autre circulation par adossement des séreuses suivant ce mécanisme-ci : la striction du fil ligateur produit sur le pédicule un sillon plus ou moins profond. Les tissus situés au-dessus et au-dessous se renversent, s'incurvent, et ce renversement amène un contact intime entre la partie non étranglée du pédicule et la partie située au-dessus de la ligature.

Or, l'on sait avec quelle facilité il s'établit des adhérences, une circulation nouvelle entre deux séreuses adossées. Les expériences de Travers, en Angleterre, sur des ntestins de chiens, expériences souvent renouvelées par M. Tillaux, ont démontré cette précieuse propriété des séreuses.

Les expériences de Spiegelberg et Waldeger, puis de Maslowski, confirment aussi ces données.

D'après ces derniers expérimentateurs, voici ce qui se passerait : à la surface de section il se forme un enduit, un capuchon par exsudation du sérum, qui ferme ensuite les capillaires et empêche toute inflammation. Les capillaires sont ainsi oblitérés, puis, consécutivement, des vaisseaux de nouvelle formation apparaissent et toute la matière s'organise.

Ces faits ont été vérifiés par une autopsie pratiquée par Granville Bantock un an après une double ovariotomie. La ligature avait amené un adossement des deux parties du pédicule situées au-dessus et au-dessous. L'irritation légère produite par la pression du fil avait amené une exsudation de lymphe plastique, qui avait fourni un plasma nutritif et des capillaires à la partie étranglée et l'avait ainsi préservée de la gangrène. Le moignon finit ainsi par se résorber.

Alban Doran a donné le résultat de l'examen d'un moignon de pédicule d'un kyste de l'ovaire 7 jours après l'opé·ration. Le moignon était à un quart de pouce environ du fond de l'utérus. Il n'était ni vide ni congestionné ; il portait 4 ligatures de soie, pas une n'avait ulcéré, mais toutes étaient couvertes par des ponts de lymphes. Le bout externe du pédicule était déjà fermement uni au ligament large par de la lymphe plastique bien organisée. La lymphe couvrant les ligatures était plus récente. (*S. Bartholomew's Hospital Reports*, 1877, t. XII.)

En 1876, Granville Bantock présente les pièces survenant d'une femme opérée, sept mois auparavant, d'un kyste ovarique multiloculaire. Une large bande fibreuse vasculaire s'est faite entre le bord de l'utérus et le ligament large du côté opéré. Les extrémités libres du moignon se sont retournées en dedans et ont contracté des adhérences avec la fece centrale du même moignon, de telle sorte que le tout a pris la forme d'un petit kyste.

D'après les expériences de Spiegelberg et Waldeger, la surface de section adhère aux parties voisines, 7 fois sur 8, à la cicatrice péritonéale de la plaie de la paroi. Cette cicatrice s'effectue le plus souvent en 3 jours.

Dans d'autres cas plus rares, la guérison se fait aussi par les adhérences, mais à l'épiploon ou au mésentère.

Jamais dans leurs expériences faites sur de jeunes chiennes les parties formant le moignon ne se mortifièrent.

La surface du moignon peut adhérer, soit à la paroi abdominale, soit à l'épiploon, soit à l'intestin.

La cicatrisation du moignon peut donc, d'après ce qui

précède, avoir lieu suivant deux procédés : cicatrisation de l'extrémité libre, et cicatrisation avec adhérences.

Ces terminaisons n'ont pas les mêmes conséquences. La cicatrisation de l'extrémité libre est la plus désirable, sans contredit : l'extrémité du moignon prend la forme d'un bouton, qui reste libre dans la cavité péritonéale.

Dans la seconde manière, si les adhérences se font à la paroi abdominale ou au fond du bassin, le pédicule formera une bride qui peut être le point de départ d'obstructions intestinales. Si le moignon adhère à l'intestin lui-même, il devient une source de gêne dans les mouvements de ce viscère ; enfin il peut adhérer à l'épiploon. Ces dernières adhérences sont plus rares à cause de la mobilité de ces organes,

Pour éviter la cicatrisation par adhérences, il ne faut pas garder le pédicule trop long. On laissera donc une certaine distance entre lui et la paroi abdominale.

On pourrait peut-être, pour éviter les adhérences à l'intestin, les plus graves de toutes, on pourrait, disons-nous, coiffer d'une frange épiploïque l'extrémité libre du moignon et l'isoler ainsi de l'intestin.

Procédé opératoire. — Deux cas peuvent se présenter : ou bien la tumeur est sessile et n'a pas de pédicule, tumeur du mésentère, du ligament large ; nous avons vu comment on arrive à pouvoir toujours faire un pédicule, soit par la méthode dite de fractionnement (Péan) à l'aide d'un clamp, en détruisant peu à peu les adhérences jusqu'au fond du kyste, soit en taillant un pédicule dans sa paroi même, soit par simple énucléation de la tumeur.

Le procédé par pédicule perdu supprime la nécessité d'avoir un pédicule long. Dans ces sortes de tumeurs, le pédicule est plus ou moins large.

Dans les tumeurs qui ont un pédicule, celui-ci peut être grêle et mince, ou bien volumineux et très vasculaire.

Dans le premier cas, le pédicule est large, plus ou moins vasculaire et généralement court.

Pour obtenir l'hémostase temporaire et maintenir fixées les parties profondes, M. Péan a fait construire des pinces hémostatiques à mors longs et présentant diverses courbures ; les parties à lier maintenues, on traverse avec une aiguille de Deschamps le pédicule trois ou quatre fois, selon sa largeur, par des anses de fil de soie de Chine, séparées d'un centimètre environ ; les anses sont fermées l'une après l'autre, et le fil coupé au ras. Il ne faut pas oublier que la ligature peut couper les tissus, surtout quand ils sont mous et vasculaires, comme dans les kystes du ligament large (obs. 20 et 22). Il faut donc éviter une trop grande striction, qui serait plus nuisible que profitable. La section du pédicule doit se faire à environ 2 centimètres au-dessus de la ligature ; quand il s'agit de pédicules larges, étalés, la ligature en masse doit être rejetée, car le fil dans ce cas exerce une traction nuisible sur les deux extrémités de l'implantation.

Les tumeurs pédiculées peuvent présenter un pédicule mince et grêle comme certains kystes de l'ovaire, ou bien un pédicule gros et plus ou moins vasculaire.

La ligature en masse est préférable pour un pédicule grêle ; si celui-ci est de moyenne grosseur, il sera plus prudent de le lier en deux moitiés, par une anse de fil passée comme nous l'avons dit.

Les pédicules gros, volumineux, sont ordinairement liés en trois parties par deux anses de fil passées parallèlement. Cette méthode n'est pas sans présenter quelque inconvénient au point de vue de la striction.

En effet, les deux tiers latéraux du pédicule sont bien comprimés par une anse complète, à la manière d'une ligature en masse ; mais le tiers moyen sera serré par les deux chefs médians indépendants l'un de l'autre. Il faudra donc faire deux nœuds pour fermer l'anse et obtenir l'étranglement de cette partie.

La continuité de cette dernière anse sera donc interrompue par deux nœuds ; or, un nœud peut toujours donner plus ou moins de relâchement ; de plus, les fils ainsi placés, agissant suivant une traction parallèle, ne produiront jamais une constriction *absolue*.

Pour ces sortes de pédicules, pour les moignons utérins par exemple, à la suite de l'hystérotomie, nous donnerions la préférence au procédé suivant : Il consiste à passer dans l'épaisseur du pédicule deux anses de fil perpendiculairement l'une à l'autre. On peut les faire passer au même niveau, ou de préférence, un peu l'une au-dessus de l'autre. — Le pédicule est ainsi divisé en 4 portions et présente 4 faces. Chacune de ces quatre parties sera facilement embrassée par une anse complète, continue dans toute sa longueur. — Les fils coupés au ras, on fera la section du moignon à environ 2 centimètres au-dessus de la ligature. — Ce procédé permet de diviser les pédicules volumineux en plus de parties, et par conséquent promet une hémostase plus certaine. — Les parties divisées étant ainsi plus limitées, la constriction agira de plus près sur les vaisseaux eux-mêmes. — Les tissus divisés auront moins de chance de se sphacéler par une striction exagérée, et la ligature ne coupera pas, ayant moins d'épaisseur à vaincre pour arrêter la circulation des gros vaisseaux. — De plus, la circulation capillaire sera plus facilement maintenue.

Cette méthode, que nous n'avons vue décrite ni appliquée nulle part, présente à notre avis de sérieux avantages, et est plus conforme au principe toujours vrai posé comme règle de la ligature par Deschamps : « Plus il y aura de parties comprises dans la ligature, moins la pression cir- culaire s'exercera sur le tube artériel, et plus il faudra que cette pression soit forte ; par conséquent, les parties envi- ronnant l'artère seront plus tôt coupées ; le fil alors devien- dra lâche, et n'agira plus sur le tube artériel, et si ce relâ- chement arrive avant que celui-ci soit oblitéré, l'hémor- rhagie aura lieu » (Deschamps, Observations et réflexions sur la ligature des principales artères blessées ; Paris, 1797).

L'on a reproché à cette méthode du traitement intra- péritonéal du pédicule, de ne pas offrir assez de ressources au chirurgien lorsqu'il survient une hémorrhagie consécu- tive. — Si le pédicule est volumineux, il faut tenir compte de la suppuration possible du moignon, et craindre dans ce cas une péritonite mortelle. — De plus, le pédicule ainsi abandonné peut aller adhérer aux parois ou aux viscères. — Ce procédé nécessite l'emploi de fils susceptibles d'être résorbés.

Nous avons répondu à une partie de ces arguments. Il est toujours possible, même avec une ligature en fil de soie, d'obtenir une hémostase définitive. La possibilité de la suppuration du pédicule doit être tenue comme très rare par les expériences de Spiegelberg et Waldeger, les autopsies de Granville Bantock et d'Alban Doran.

Nous avons dit le moyen d'éviter des adhérences funestes à la paroi ou au fond du bassin, ou même aux viscères.

Etant donné que l'on peut obtenir par la ligature une hémostase assurée, il n'est pas possible d'avoir recours le un autre traitement, et l'on aura comme conséquences :

réunion immédiate de la plaie, donc plus de suppurations indéfinies ; pas de tractions douloureuses et dangereuses sur le pédicule.

Ce procédé présente, d'ailleurs, l'avantage de pouvoir être appliqué dans tous les cas : pour les tumeurs sessiles ou à pédicule court.

L'on peut même ajouter que, dans certaines gastrotomies pratiquées pour des tumeurs de l'utérus, il est le seul applicable alors que l'amputation de l'utérus doit porter très bas, et que le pédicule attiré dans l'angle inférieur de la plaie serait soumis à des tractions, des tiraillements dont nous avons dit ailleurs les dangers.

CONCLUSIONS.

Le raisonnement pur et simple n'est pas toujours le meilleur moyen de convaincre, surtout s'il s'appuie sur des faits ne se présentant pas constamment de la même façon, et dont les circonstances peuvent varier à l'infini.

D'autre part, l'auteur lui-même peut se laisser entraîner ; il peut dévier du chemin qu'il s'était d'abord tracé pour atteindre plus sûrement un but choisi à l'avance. — Il peut même dépasser ce but, et tomber dans le défaut bien connu, de ne rien prouver en prouvant trop.

Pour éviter ces écueils nous avons résolu de citer les observations à la suite les unes des autres, telles qu'elles se sont présentées dans la pratique de M. Péan depuis février 1879, époque à laquelle ce chirurgien a suivi constamment la même méthode de traitement du pédicule.

Nous y ajouterons 8 cas d'hystérotomies pratiquées par Spencer Wells.

Ce serait évidemment faire preuve d'exagération que de rapporter les nombreux succès du chirurgien de Saint-Louis (27 guérisons sur 35 gastrotomies), uniquement à la méthode du traitement intra-péritonéal du pédicule. — Des séries de succès analogues se sont présentées d'autres fois, et pour d'autres opérateurs.

Nous voyons seulement d'après le relevé de ces observations que le traitement intra-péritonéal peut être appliqué dans différents cas, et avec succès.

Double ovariotomie (observation 1).

Pédicule double (observation 9).

Large pédicule (observations 10, 13, 15, 17, 20).

D'autre part, la durée du traitement a été en moyenne de douze à quinze jours, quelquefois moins.

Dans tous les cas, M. Péan a suivi pour le pansement la méthode anti-septique de Lister : pulvérisation d'acide phénique au vingtième, ligatures phéniquées, les instruments, pinces et bistouris baignant dans une solution au même titre d'acide phénique,

Toutes ces précautions ne sont pas inutiles, et il est plus vrai que jamais de dire que les plus beaux résultats seront obtenus par le chirurgien qui saura le mieux ne négliger aucun détail, quelque minutieux qu'il puisse être.

CHAPITRE V.

Observations personnelles (Résumés).

27 février 1879. Mad. P..., 30 ans, pas d'enfants, pas de troubles menstruels antérieurs, pas de péritonite, peu de douleurs. Epuisée. Début deux ans. Un peu d'ascite.

Deux kystes irréguliers, un sur chaque ovaire, chargés tous les deux de productions végétantes, et tous les deux coiffés par l'épiploon.

Le premier, le plus antérieur, relié à l'épiploon par de nombreuses adhérences sous forme de brides. Ligatures séparées, excisées et réduites (10 ligatures perdues en catgut) pas d'adhérences pariétales, ni viscérales. — Les deux pédicules réduits. — Guérison.

11 mars 1879. — Madame D..., 43 ans, deux enfants de 19 et 15 ans. Une ponction deux mois auparavant, 16 litres d'un liquide citrin Début mal déterminé, kyste reconnu il y a 3 ans. — Kyste multiloculaire, adhérences fibreuses très solides dans sa moitié supérieure jusqu'à l'épigastre.

Non adhérent pour le reste. — Pédicule assez gros venant de l'ovaire droit. Un petit kyste sanguin dans son épaisseur chargé de cholestérine. Lié entre quatre fils de catgut et réduit. — Guérison.

Le 18 mars. Mme N..., 36 ans, réglée régulièrement à 12 ans. — Six enfants une fausse couche. Début il y a deux ans. Diagnostic six mois avant l'opération. Kyste multiloculaire et aréolaire. Nombreuses adhérences pariétales et viscérales. Pédicule de l'ovaire gauche réduit. Guérison.

8 mai 1879. Mme X..., 31 ans, un enfant de 8 ans. — Début il y a trois ans et demi. — Trois ponctions. — Pas d'adhérences pariéta-

les. Adhérences épiploïques en arrière. Une ligature perdue sur l'épiploon. Ligature du pédicule au catgut. -- Guérison.

Le 12 mai. Mlle L..., 21 ans. Début il a y trois ans, pas de ponction. — Kyste multiloculaire non adhérent. — Pédicule sur l'ovaire gauche lié au catgut réduit. — Guérison.

Le 15 mai. Mme d'A..., 37 ans. Menstruation régulière, pas d'enfant. Début il y a quinze mois. — Kyste multiloculaire et aréolaire. — Adhérences pariétales fibreuses peu saignantes du côté gauche. — Epiploon adhérent en arrière. — Deux ligatures perdues. — Ligature du pédicule au catgut. Réduction. — Guérison.

Le 27 mai. Mme P..., 36 ans. — Réglée régulièrement à 16 ans. Mariée. Pas de grossesse. Kyste reconnu depuis trois ans. Pas de ponction, pas d'adhérences. Pédicule sur l'ovaire gauche lié au catgut et réduit. — Guérison.

Le 29 mai. Mlle F..., 40 ans. — Début un an. — Tumeur très volumineuse, œdème des jambes et des parois, pas d'ascite appréciable. — Etat général pitoyable. — Adhérences généralisées dans les parois, sauf dans la fosse iliaque droite. — Adhérences en haut avec l'épiploon, toutes ces adhérences très saignantes. — Feuillet viscéral du péritoine granuleux, rouge. — Pédicule grêle et court sur l'ovaire droit. — Ligature au catgut, réduction. — Trois ligatures perdues sur l'épiploon. — Guérison.

3 juin. Mme G..., 32 ans. - Kyste multiloculaire provenant de l'ovaire droit et intéressant le méso-côlon. — Pour le détacher du mensentère, on jette une ligature perdue au catgut entre la tumeur et l'intestin, et on coupe.
Ligature du pédicule vrai au catgut et réduit (donc deux pédicules). — Guérison.

Le 5 juin. Mme P..., 36 ans. Deux enfants, le dernier il y a dix-huit mois. — Le kyste datant de trois ans déjà a un certain volume. Pas de ponction. — Pas d'adhérences pariétales. Longues franges épiploïdes adhérentes sous forme de brides fibreuses. - Décollement; trois sont liées et excisées. — Pédicule volumineuse large de 2 doigts 1/2 sur l'ovaire gauche lié en trois parties et abandonné. — Guérison.

Le 10 juin. Mme G..., 42 ans. — Quatre enfants. Débilitée. — 3 litres d'ascite. — Tumeur avec un grand nombre de loges donnant 8 litres de liquide louche, purulent. Le reste composé de masses demi solides, consistance de sarcome ramolli. — Extraction fort pénible. Adhérences épiploïques en haut et en arrière.

En haut et à droite, loge adhérente aux parois; elle se rompt. — Péritoine pariétal d'aspect macéré, granuleux par places, couvert dans d'autres d'exsudations fibreuses sous forme de membranes contenant un liquide louche, et donnant l'apparence de kystes tubulés appendus. — Péritoine viscéral granuleux, dépoli, brun, feuille morte. — Paroi kystique jaune grisâtre, d'apparence suppurée.

Insertion sur l'ovaire gauche. — Toilette du péritoine très minutieuse. — Extraction par arrachement des kystes tubuleux.

Ligature au catgut. Réduction.

Les premiers jours qui suivent sont très pénibles. — Malade rebelle. — Vers le quinzième jour marche rapide vers la guérison.

(La tumeur était cancéreuse; récidive en septembre.)

Le 24 juin. Mme B..., 41 ans, mariée, cinq enfants. — Début dix-huit mois. — Marche très rapide. Anciennes ponctions, 16 litres de liquide purulent.

10 litres de liquide très purulent. — Adhérences pariétales généralisées assez peu résistantes. Bride épiploïque à la face antérieure de la tumeur. — Deux ligatures au catgut sur l'épiploon. — Pédicule sur l'ovaire droit modérément gros, lié en trois parties et réduit. — Guérison.

1er juillet 1879. Mlle S..., 21 ans. Début? — Reconnu il y a dix-huit mois. — Six ponctions depuis. — Kyste multiloculaire à grosses loges, pas d'adhérences pariétales. — Adhérences épiploïques en haut et en arrière. — Elles sont décollées, et l'épiploon est réduit après pincement. — Pédicule large sur l'ovaire gauche lié en trois parties et réduit. — Liquide séreux, 8 litres. — Guérison.

Le 8 juillet. Mme Ch..., 45 ans, très pâle, mariée ; 4 enfants. Début? Deux ponctions depuis un an. — Flot de liquide louche venant sans doute d'une loge rompue. — Tumeur très friable, très grosse. — Ponction, 4 à 5 litres de liquide visqueux. — Adhérences pariétales généralisées. — Extraction difficile. Une poche se rompt. — Adhérences épiploïques en avant et en haut. — Adhérence fibreuse très arge, très épaisse, formée par le sac sur la paroi antérieure. — On la coupe. Pédicule sur l'ovaire gauche lié en trois parties. Epiploon pincé, puis rentré dans le ventre. Guérison le vingtième jour.

Le 10 juillet. Mlle D..., 49 ans. Réglée à 17 ans. Début? Ponction il y a deux ans.

Pas d'adhérences. — La surface du kyste est lisse, unie. Ponction donnant 16 litres de liquide séreux, clair comme de l'eau de roche, très mousseux. Kyste uniloculaire de l'ovaire gauche. — Le ligament de l'ovaire extrêmement volumineux forme le pédicule avec la trompe. Pédicule réduit. — Guérison.

Le 15 juillet. Mlle M...,.20 ans, réglée à 16 ans. — Début? Reconnu il y a huit mois. — Ponction il y a un mois.

Tumeur irrégulière bosselée, remontant presque sous le foie, liquide à gauche, solide, très dure et non fluctuante à droite.

Cette masse surajoutée, et de consistance très différente, peu mobile, occupe l'hypochondre et le flanc du côté droit. Entre ces deux tumeurs, on sent comme un sillon de séparation. — Rien à part cela n'indique qu'elles soient indépendantes. — Incision d'abord jusqu'à l'ombilic, puis le contournant et le dépassant de 5 à 6 centimètres.

Ponction de la grande loge : 12 litres de liquide séreux. — Il reste à droite une grosse masse solide formant plus du tiers de la tumeur — A gauche, adhérences pariétales et la poche liquide.— A droite, la masse solide adhère avec l'épiploon.

Elle est emprisonnée par 5 à 6 brides épiploïques que l'on rompt : pinces dessus. — Adhérences avec le mésentère en arrière et en haut, allant jusqu'au niveau du foie.

La masse solide n'était pas un magma aréolaire, mais une série de petites loges ou géodes à contenu liquide séreux, à parois fibreuses, épaisses.

Quatre ligatures perdues sur l'épiploon. — Une adhérence mésentérique au-dessous du foie, ligature perdue. Pédicule venant de l'ovaire gauche lié en trois parties, puis réduit.

Guérison le dix-septième jour.

Le 22 juillet. Mlle L..., 39 ans. Bien réglée. Début? — Ventre sans circulation complémentaire, parois très résistantes.

Tumeur lisse, unie, soulevant fortement l'ombilic. - Molle, fausse fluctuation en haut, ferme et dure en bas. — Flot nulle part.

Incision dépassant l'ombilic de 4 centimètres. Adhérences pariétales antérieures très solides, très vasculaires. — Ponction donnant 11 litres de liquide hématique. — Adhérences générales à la paroi. — En haut l'épiploon est jeté sur la tumeur comme un épervier. Adhérences vasculaires pincées. Cinq ligatures perdues. — Tumeur provenant de la corne gauche de l'utérus, par un pédicule gros de 3 doigts. — Lié en trois parties en masse au catgut il est réduit. Etranglé, il a le volume du pouce. Guérison.

Le 24 juillet. Mme L..., 48 ans. — Deux enfants. — Plus réglée. — Début il y a cinq ans, pas de ponctions.

Kyste uniloculaire de l'ovaire gauche non adhérent. — Pédicule lié et réduit dans le ventre. 14 litres de liquide séreux, brunâtre.

Guérison rapide.

Le 29 juillet. Mme C..., 30 ans, débilitée. Cinq ponctions; la dernière purulente.

Adhérences pariétales généralisées très résistantes. 8 litres de liquide purulent. — Parois kystiques doublées d'adhérences fibreuses, le tout très friable. — Adhérences généralisées de l'épiploon par en haut. 20 pinces dessus.

Pendant la traction, les feuillets de la poche se détachent — Adhérences générales dans le fond du bassin. — Friabilité de la paroi, telle qu'on l'amène par morceaux, — Le point d'implantation ne peut être vu. — Le fond fut pris dans des ligatures perdues. — Ligatures perdues sur l'épiploon. — Cinq heures de durée. Mort par péritonite suraiguë.

5 août. Mme V..., 48 ans. — Quatre enfants de 22 à 12 ans. — Réglée jusqu'au mois dernier. — Reconnu en mars à la suite d'une péritonite partielle. — Deux ponctions à trois semaines d'intervalle.

Pas d'adhérences antérieures. — Epiploon adhérent en haut par deux surfaces distinctes. Quinze pinces à demeure sur chaque surface. Deux grandes loges et une masse aréolaire. Pédicule gros sur l'ovaire gauche. Ligature au catgut qui coupe et qu'il faut remplacer.

Mort en vingt-quatre heures. — Péritonite suraiguë.

Le 12 août. Sœur D..., 36 ans, bien réglée. Début il y a deux ans. — Adhérences antérieures restreintes, très étendues en arrière avec le mésentère. — Ponction donnant 10 litres de liquide filant.

Loges nombreuses. Masse aréolaire volumineuse. Adhérences épiploïques généralisées. — Insertion sur l'ovaire gauche. — Pédicule gros, lié et réduit. — Suites très simples. Guérison le neuvième jour.

Le 19 août. Mme T..., 37 ans. — Très épuisée. Trois enfants. — Début? Deux ponctions.

Pas d'adhérences pariétales antérieures.

Adhérences avec l'épiploon en haut et en avant; généralisées en arrière et avec quelques anses intestinales, mais de formation récente, sans consistance, se rompant spontanément.

Pédicule volumineux et très mou sur l'ovaire gauche. — Utérus hypertrophié; trompe gauche très hypertrophiée également.

Ligature en deux moitiés au fil de catgut; le pédicule mou se coupe; il faut le relier au-dessous. — Mort par péritonite suraiguë.

28 octobre 1879. Mme P..., 30 ans.—Réglée depuis douze ans. Deux enfants. — Début six ans. Pas de ponction.

Pas d'adhérences pariétales. — A la face postérieure du sac; îlot formé par des exsudats fibrineux récents, qui représentent la trace d'adhérences molles rompues spontanément pendant l'extraction. — Insertion dans l'épaisseur du ligament large droit par un prolongement de forme triangulaire à sommet inférieur large comme deux doigts. — Ligature en trois parties. — Pédicule réduit. — Mort.

11 novembre 1879. Mme C..., 30 ans. Kyste uniloculaire du cul-de-sac utéro-rectal. Tout le fond du kyste peut être énucléé à la suite d'une dissection soigneuse mais nécessairement lente. L'énucléation nécessita l'ouverture du péritoine (méso-rectum). De ses lambeaux on forma comme deux pédicules qui furent liés et réduits dans le ventre. Mort rapide par choc.

Le 13 novembre. 30 ans. Kyste mixte (multiloculaire et aréolaire). Epiploon adhérent en avant. Une adhérence, en arrière, sur le mésentère dont le décollement nécessite une ligature perdue. Pédicule venant de l'ovaire gauche, lié et réduit. Guérison.

Le 19 novembre. Mme R..., 38 ans. Kyste uniloculaire du ligament large gauche, pas d'adhérences; pédicule, étroit et très court, lié en deux parties, puis réduit. Guérison très rapide.

Le 25 nevembre. Mme P..., 58 ans. Kyste uniloculaire non adhérent. Insertion sur l'ovaire gauche par un pédicule assez mince, lié en deux, puis réduit. Guérison.

Interruption des gastrotomies par suite des froids excessifs.

15 janvier 1880. Mme M..., 36 ans. Cancer kystique de l'ovaire gauche intéressant la corne de l'utérus du même côté. Pas d'ascite. Six ligatures perdues. Ligature en trois portions du pédicule de la tumeur kystique et de la corne gauche de l'utérus, le tout ne forman qu'une seule masse. Celle-ci fut réduite. Mort le troisième jour par péritonite. Mais il faut observer que cette issue est la plus fréquente quand on touche à des kystes cancéreux.

Le 20 janvier, Mme B..., 41 ans. Kyste mixte généralement adhérent provenant de l'ovaire droit par un pédicule étroit. Celui-ci lié en deux, puis réduit. Guérison.

Le 23 janvier. Mme J..., 50 ans. Kyste uniloculaire, adhérences partielles, pédicule venant de l'ovaire droit, assez gros. Lié en deux moitiés. Guérison.

Le 29 janvier. Mme L..., 29 ans. Epiploon adhérent en avant, adhérences fibreuses, décollement difficile, une ligature perdue sur l'épiploon. Kyste mixte sur l'ovaire gauche ; pédicule lié en deux, réduit. Guérison.

3 février 1880. Mme G..., 37 ans. Kyste multiloculaire et aréolaire, à contenu purulent. Adhérences pariétales généralisées. Ligature en deux moitiés du pédicule. Réduit. Guérison.

Le 12 février. Mlle R..., 41 ans. Utérus sarcomateux ayant le volume d'un utérus gravide au cinquième mois de gestation. Ligature en trois parties à la partie inférieure du col. Moignon réduit. Mort le quatorzième jour d'épuisement.

Le 19 février. Mme R..., 43 ans. Tumeur en grande partie aréolaire remontant jusqu'au foie. Adhérences générales. Implantation dans le fond du bassin et intéressant le mésentère. Enucléation très difficile. Plusieurs ligatures perdues sur l'épiploon et le mésentère. Pédicule lié en trois. Morte le troisième jour par épuisement.

Le 26 février. Mme G..., 46 ans. Kyste multiloculaire non adhérent de l'ovaire gauche. Pédicule réduit Guérison.

Sur 8 tumeurs fibreuses de l'utérus opérées par Spencer Wells depuis 1875, nous trouvons les résultats suivants (Résumé des observations) :

1° Mme X..., âgée de 40 ans (veuve), opérée en mai 1875. Incision de 16 centimètres; pas d'adhérences. Extirpation d'un fibrome et de l'ovaire droit. Guérison. Ligature et drainage.

2° Mlle X..., âgée de 37 ans (fille), opérée en 1876. Incision de 10 centimètres. Adhérences avec l'épiploon et la paroi abdominale. Fibrome sous-séreux du fond de l'utérus. — Clamp. — Guérison.

3° Mlle X..., âgée de 49 ans (fille), opérée en août 1876. Incision de 14 centimètres, point d'adhérences. Extirpation d'un gros fibrome de l'utérus et des ovaires. — Clamp. Mort le cinquième jour.

4° Mlle X..., âgée de 36 ans (fille), opérée en octobre 1876. Incision de 10 centimètres; point d'adhérences. — Fibrome sous-séreux, liga ture (intra-péritonéale). Guérison définitive.

5° Mlle X..., âgée de 52 ans (fille), opérée en avril 1877. Incision de 16 centimètres; point d'adhérences. — Poids de deux fibromes, 4,120 grammes. Ligature intra-péritonéale. Guérison.

6° Mlle X..., âgée de 56 ans (fille), opérée en juillet 1873. — Incision de 16 centimètres, — Fibro-myome sous-séreux solide du fond de l'utérus. Ligature intra-péritonéale. Mort le sixième jour.

7° Mlle X..., âgée de 50 ans (fille), opérée en juillet 1878. — Incision de 20 centimètres. Extirpation d'un fibrome de l'utérus du poids de 6 kilogrammes, et des deux ovaires. Transfixion et chaîne d'écraseur. Ligature intra-péritonéale. Mort le troisième jour.

8° Mlle X..., âgée de 36 ans (fille), opérée en mars 1878. Incision de 42 centimètres. — Fibrome crétacé.
Ligature intra-péritonéale. — Adhérence avec la paroi abdominale, aux mésentères et aux intestins. Guérison.

Paris. — A. PARENT, imprimeur de la Faculté de Médecine, rue M.-le-Prince, 29-31.

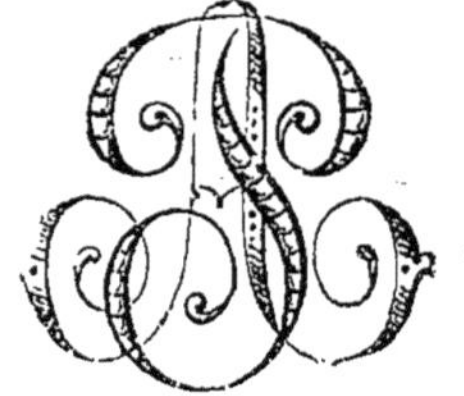